UM PASSEIO *ESQUIZO* PELO ACOMPANHAMENTO TERAPÊUTICO
dos especialismos à política da amizade

Editora Appris Ltda.
1.ª Edição - Copyright© 2025 dos autores
Direitos de Edição Reservados à Editora Appris Ltda.

Nenhuma parte desta obra poderá ser utilizada indevidamente, sem estar de acordo com a Lei nº 9.610/98. Se incorreções forem encontradas, serão de exclusiva responsabilidade de seus organizadores. Foi realizado o Depósito Legal na Fundação Biblioteca Nacional, de acordo com as Leis nᵒˢ 10.994, de 14/12/2004, e 12.192, de 14/01/2010.

Catalogação na Fonte
Elaborado por: Josefina A. S. Guedes
Bibliotecária CRB 9/870

A659p 2025	Araújo, Fábio
	    Um passeio ESQUIZO pelo acompanhamento terapêutico:
	dos especialismos à política da amizade / Fábio Araújo. – 3. ed. –
	Curitiba: Appris: Artêra, 2025.
	    213 p. ; 23 cm. – (Saúde mental).
	
	    Inclui referências
	    ISBN 978-65-250-7630-0
	
	    1. Acompanhamento terapêutico. 2. Clínicas psiquiátricas.
	3. Amizade. I. Título. II. Série.
	
	                                                   CDD – 362.2

Livro de acordo com a normalização técnica da ABNT

Appris *editora*

Editora e Livraria Appris Ltda.
Av. Manoel Ribas, 2265 – Mercês
Curitiba/PR – CEP: 80810-002
Tel. (41) 3156 - 4731
www.editoraappris.com.br

Printed in Brazil
Impresso no Brasil

Fábio Araújo

UM PASSEIO ESQUIZO PELO ACOMPANHAMENTO TERAPÊUTICO
dos especialismos à política da amizade

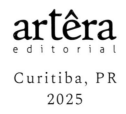

artêra
editorial

Curitiba, PR
2025

FICHA TÉCNICA

EDITORIAL
Augusto Coelho
Sara C. de Andrade Coelho

COMITÊ EDITORIAL E CONSULTORIAS
Ana El Achkar (Universo/RJ)
Andréa Barbosa Gouveia (UFPR)
Antonio Evangelista de Souza Netto (PUC-SP)
Belinda Cunha (UFPB)
Délton Winter de Carvalho (FMP)
Edson da Silva (UFVJM)
Eliete Correia dos Santos (UEPB)
Erineu Foerste (Ufes)
Fabiano Santos (UERJ-IESP)
Francinete Fernandes de Sousa (UEPB)
Francisco Carlos Duarte (PUCPR)
Francisco de Assis (Fiam-Faam-SP-Brasil)
Gláucia Figueiredo (UNIPAMPA/ UDELAR)
Jacques de Lima Ferreira (UNOESC)
Jean Carlos Gonçalves (UFPR)
José Wálter Nunes (UnB)

Junia de Vilhena (PUC-RIO)
Lucas Mesquita (UNILA)
Márcia Gonçalves (Unitau)
Maria Margarida de Andrade (Umack)
Marilda A. Behrens (PUCPR)
Marília Andrade Torales Campos (UFPR)
Marli C. de Andrade
Patrícia L. Torres (PUCPR)
Paula Costa Mosca Macedo (UNIFESP)
Ramon Blanco (UNILA)
Roberta Ecleide Kelly (NEPE)
Roque Ismael da Costa Güllich (UFFS)
Sergio Gomes (UFRJ)
Tiago Gagliano Pinto Alberto (PUCPR)
Toni Reis (UP)
Valdomiro de Oliveira (UFPR)

SUPERVISORA EDITORIAL
Renata C. Lopes

PRODUÇÃO EDITORIAL
Maria Eduarda Paiz

REVISÃO
Camila Dias Manoel

DIAGRAMAÇÃO
Bruno Ferreira Nascimento

CAPA E ILUSTRAÇÃO
André Mantelli

REVISÃO DE PROVA
Ana Castro

COMITÊ CIENTÍFICO DA COLEÇÃO SAÚDE MENTAL

DIREÇÃO CIENTÍFICA
Roberta Ecleide Kelly (NEPE)

CONSULTORES
Alessandra Moreno Maestrelli (Território Lacaniano Riopretense)

Ana Luiza Gonçalves dos Santos (UNIRIO)

Antônio Cesar Frasseto (UNESP, São José do Rio Preto)

Felipe Lessa (LASAMEC - FSP/USP)

Gustavo Henrique Dionísio (UNESP, Assis - SP)

Heloísa Marcon (APPOA, RS)

Leandro de Lajonquière (USP, SP/ Université Paris Ouest, FR)

Marcelo Amorim Checchia (IIEPAE)

Maria Luiza Andreozzi (PUC-SP)

Michele Kamers (Hospital Santa Catarina, Blumenau)

Norida Teotônio de Castro (Unifenas, Minas Gerais)

Márcio Fernandes (Unicentro-PR-Brasil)

Maria Aparecida Baccega (ESPM-SP-Brasil)

Fauston Negreiros (UFPI)

O passeio do esquizofrênico: é um modelo melhordo que o neurótico deitado no divã. Um pouco de ar livre, uma relação com o exterior. Por exemplo, o passeio de Lenz reconstituído por Buchner. É diferente dos momentos em que Lenz se encontra na casa de seu bom pastor, que o força a situar-se socialmente, em relação ao Deus da religião, em relação ao pai, à mãe. Lá, ao contrário, ele está nas montanhas, sob a neve, com outros deuses ou sem deus algum, sem família, sem pai nem mãe, com a natureza. "Que quer meu pai? Ele pode dar-me mais? Impossível. Deixem-me em paz." Tudo feito máquinas celestes, as estrelas ou o arco-íris, máquinas alpinas, que acoplam com as de seu corpo. Ruído ininterrupto de máquinas. "Ele pensava que deveria ser um sentimento de uma infinita beatitude ser tocado pela vida profunda de toda forma, ter uma alma para as pedras, os metais, a água e as plantas, acolher dentro de si todos os objetos da natureza, sonhadoramente, como as flores absorvem o ar com o crescer e o decrescer da lua." Ser uma máquina clorofílica, ou de fotossíntese, pelo menos insinuar seu corpo como peças em máquinas assim. Lenz se colocou antes da distinção homem- natureza, antes de todas as marcações que essa distinção condiciona. Ele não vive a natureza como natureza, mas apenas o processo que produz um no outro e acopla as máquinas. Em toda parte, máquinas produtoras ou desejantes, as máquinas esquizofrênicas, toda a vida genérica: eu e não- eu, exterior e interior não querem dizer mais nada.

(Deleuze e Guattari – O anti-Édipo)

AGRADECIMENTOS

A Eduardo Passos, Auterives Maciel, André do Eirado, Eliana Reis, Regina Benevides.

Às pessoas que acompanho e acompanhei; sem elas este livro não seria possível.

APRESENTAÇÃO À EDIÇÃO REVISADA E ATUALIZADA

Em 2003 eu entrava para fazer o mestrado na UFF e, consequentemente, escrever o que se tornaria, no final de 2005, a partir da dissertação, o livro *Um passeio ESQUIZO pelo acompanhamento terapêutico, dos especialismos à política da amizade*. Era um momento bastante especial no ambiente acadêmico, especialmente na UFF. Não me recordo exatamente, mas era a segunda ou terceira turma de mestrado e o departamento de psicologia estava em franca expansão, o que resultaria tempos depois na implementação do doutorado. Havia um ambiente de debates intensos e calorosos onde as ideias fervilhantes, as disputas de sentido, a descoberta de conceitos, as estratégias políticas e clínicas e a agonística das relações costuravam um tecido político de amizades, rico e capaz de sustentar as experimentações, as divergências, as diferenças e os erros e acertos tanto práticos quanto teóricos. Lá conheci e convivi com Eduardo Passos, André do Eirado, Auterives Maciel, Daniel Kupperman, Sílvia Tedesco, Cristina Rauter, Cecília Coimbra, Regina Benevides, Mário Bruno, André Rossi, Luiz Anônimo Baptista, entre outros...

À época, circulava por lá também Analice Palombini, que estava fazendo seu processo de doutoramento, também em Acompanhamento Terapêutico, no Rio. Através dela, foi estabelecida uma parceria entre a UFRGS e a UFF, pela participação no Projeto de Acompanhamento Terapêutico dessa universidade, coordenado pelos professores Eduardo Passos e Regina Benevides. Tal parceria culminou na realização de dois eventos conjuntos que receberam o nome de *Colóquio em dois movimentos: De Porto Alegre a Niterói: Acompanhamento Terapêutico e políticas públicas de saúde*, em outubro de 2005 em Porto Alegre e em janeiro de 2006 em Niterói. Estes possibilitaram o encontro e a troca de experiências entre os acompanhantes terapêuticos da UFRGS e UFF.

Para o evento realizado em Niterói, haviam sido convidados Kleber Duarte de São Paulo e Gabriel Pulice de Buenos Aires, que estavam envolvidos na realização do que viria a ser o Primeiro Congresso Brasileiro de Acompanhamento Terapêutico, evento nomeado também como o Primeiro Congresso Internacional de Acompanhamento Terapêutico e o Segundo Congresso Ibero--Americano de Acompanhamento Terapêutico. Todavia, para o Colóquio em Niterói, fiquei responsável por receber Kleber e Gabriel de manhã cedo no aeroporto e por levá-los até o local do colóquio no final da tarde. Ainda no aeroporto convidei-os para um passeio pelo verão carioca. Ao melhor estilo AT, fomos à praia, almoçamos e depois fomos para o colóquio. Ao final do evento, quando retornaremos para o Rio, Analice Palombini e outras pessoas haviam se juntado a nós em um passeio, talvez esquizo, pelas pedras do Arpoador... Momento meio mágico no qual se iniciaram algumas belas amizades...

Entretanto, antes do evento, enquanto passeávamos pelas praias, eu tinha uma preocupação: precisava passar na gráfica para pegar a primeira tiragem do livro, que havia sido preparada às pressas para ser lançada justamente nessa etapa do colóquio. Eu havia defendido a dissertação em setembro de 2005 e tivera pouco menos de dois meses para preparar a edição. À época o livro havia sido editado de modo independente, sem editora, de forma *mambembe*, sem revisão técnica, com o mesmo texto que havia sido apresentado na defesa, sem adaptação da linguagem acadêmica para uma linguagem mais adequada a um livro, sem distribuição especializada... Talvez reflexo de um momento histórico alegre e empolgante na UFF, no campo do AT, na Saúde Pública e no país, afinal a esperança finalmente havia vencido o medo...

Um passeio ESQUIZO pelo acompanhamento terapêutico, dos especialismos à política da amizade ganhou uma certa projeção no campo do AT, apesar de sua distribuição ter acontecido quase exclusivamente através dos múltiplos eventos que se realizaram nos anos seguintes. Todavia, foi só há alguns anos que pude dimensionar a sua importância para o campo, quando Maurício Hermann, por ocasião de um evento, anunciou o livro como o segundo trabalho autoral sobre AT, ao menos no Brasil, algo de que jamais havia me dado conta. Antes haviam sido lançados, entre outras, algumas importantes coletâneas de textos, tais como *A rua como espaço clínico: acompanhamento terapêutico* (1991) e *Crise e cidade: acompanhamento terapêutico* (1997), pela equipe de ats do Hospital-dia A Casa, ou *Acompanhamento terapêutico na rede pública. A clínica em movimento* (2004), lançado por Analice Palombini e parceira(o)s. Entretanto, o único livro exclusivamente autoral havia sido *Ética e técnica no acompanhamento terapêutico: andanças com Dom Quixote e Sancho Pança* (2000), de Kleber Duarte.

Esta reedição do livro comemora seus 20 anos e surge motivada pela publicação do livro *Clínica do habitar: residência terapêutica caSa*, fruto da tese de doutorado defendida em novembro de 2023, que está sendo realizada por esta mesma editora. O trabalho de preparação do livro atual motivou que fosse dado ao *Um passeio ESQUIZO pelo acompanhamento terapêutico, dos especialismos à política da amizade* um tratamento semelhante. Foi um trabalho interessante, pois parecia necessário adaptar sua linguagem para um estilo mais adequado a um livro, assim como atualizar algumas questões presentes no livro que precisavam ser mais bem trabalhadas. Todavia, parecia também necessário que algumas questões não fossem mexidas, que mantivessem a empolgação e, talvez, mesmo uma certa ingenuidade que lhe confere ainda um frescor.

De qualquer forma, o livro agora está sendo relançado em uma versão revisada e atualizada em parceria com seu irmão mais novo: *Clínica do habitar: residência terapêutica caSa*. Entre ambos, muitas ressonâncias, algumas reafirmações, alguns desenvolvimentos, algumas novidades e, sobretudo, um diálogo que deixa revelar uma certa agonística: aquela mesma agonística que existe entre a RUA e a CASA como espaços clínicos...

Fábio Araújo

PREFÁCIO

Margens, caminhos, desvios, um percurso. É assim que Fábio nos apresenta a experiência do Acompanhamento Terapêutico (AT): um passeio esquizo, fragmentário, um modo de fazer da clínica e um modo como a clínica se faz. Assim como os conceitos, a subjetividade é trabalhada em seu regime conectivo, experimentando derivas que enfrentam as concepções classificatórias sobre a loucura. Lidar com a experiência da loucura como forma de expressar-se no mundo, mas também o de acolher e cuidar do que se sofre neste caminhar mais à margem é a proposta/aposta a que Fábio nos convida.

Acompanhar as práticas do andar, clínica peripatética, impõe um traçar permanente das conexões intensivas que só podem ser apreendidas quando também o que acompanha experimenta modulações nas coordenadas espaçotemporais, inventando no caminhar outros territórios. Fábio afirma: há uma inseparabilidade entre o espaço e a subjetividade, eles emergem concomitantes. Qual é, portanto, o *setting* da clínica? A cidade? De fato, a experiência do AT nos obriga a colocar em questão os limites da clínica, ou melhor, fazer da clínica uma experiência do limite. Neste sentido, pensar a clínica como um movimento de acompanhamento é deslocá-la de qualquer lugar especialista, é deslocalizá-la de qualquer *setting* privilegiado para experimentá-la enquanto passagem. A pergunta "Onde se passa a clínica?" deve, portanto, ser substituída por esta outra: "O que se passa na clínica?"

Há passagens construídas por Fábio em seu livro que inovam, ligações conceituais que surpreendem, relatos de experiências que emocionam, instigam. Como ele diz, relatos que não exemplificam, mas fazem proliferar.

Com que verbos se faz o acompanhar? Conjugar, como ligar, é um dos verbos que dizem do texto-experiência de Fábio. Mas conjugar também como acolher, estar com, viver em, sentir através, ser pego, acontecer, ser arrastado, (des e co)nectar-se, perder-se...

Nessas experimentações verbais há também que exercitar um desfazer-se (outro verbo!) do já dado sobre a clínica, colocando-a em análise.

Mas qual a importância dos temas do AT, da clínica e, sobretudo, do modo como eles são tratados neste texto? Faz-se a crítica de uma clínica separada da política, a provocação de uma clínica cujo *setting* é volante, um AT que se dá como política da amizade, uma clínica da *res publica*. Nas tramas dos conceitos-ferramentas e dos relatos-experiência, fica clara esta posição (e trata-se mesmo de uma questão de posição, de *ethos*): a clínica deve ser tratada em sua ampla relação com o modo como se vive no contemporâneo. As situações clínicas não se separam, portanto, de seus engendramentos políticos. Micro e macropolítica se atravessando em velocidades incontroláveis: tudo muito rápido, tudo muito lento, tudo fora de foco, tudo sem chão, mas também sem ar, sem cheiro, tudo com muito som, mas sem escuta, sem um outro, sem possibilidade de outrar-se, forçando a experimentação da alteridade.

Há contribuições originais, potentes, instigantes sobre o AT, sobre a clínica indicando suas faces, suas variações. Pensar a clínica pelo viés do AT permite arguir o que acontece, o que se passa. O AT se apresenta não só como um dispositivo, mas também como uma função presente em qualquer lugar onde a clínica se dá, onde algo acontece. Entre as contribuições principais do texto está, sem dúvida, a de propor o AT como clínica da amizade, uma amizade que não seja qualificada, e sim qualificante ou geradora de qualidades.

Este texto tem seu valor pelo que nele se expressa do que é potência, invenção, desvio, acolhimento tal como se espera de qualquer experiência clínico-política. Se não pelas ótimas ideias que ele nos traz, e que são muitas, vale ler o livro para que conheçamos os Silvios, os que se inquietam, que se agitam e não encontram passagens inventoras de mais vida, os Daniels, os que se assustam diante do impalpável e indizível da experiência humana. Vale a pena acompanhá-lo, vale acompanhar.

Eduardo Passos - *PPGPSI/UFF*
Regina Benevides - *PPGPSI/UFF*

SUMÁRIO

INTRODUÇÃO 17

PARTE I

ESPAÇO, TEMPO E ACONTECIMENTO NO ACOMPANHAMENTO TERAPÊUTICO

CLÍNICA: CIÊNCIA, FILOSOFIA E ARTE – SITUANDO O PLANO DE COMPOSIÇÃO 39

A CLÍNICA ENQUANTO ACONTECIMENTO 47

ONDE E **QUANDO** ALGO ACONTECE – A ABERTURA INTENSIVA DO ESPAÇO-TEMPO 59

OS MEIOS E A CARTOGRAFIA – UM FRAGMENTO CLÍNICO 75

SABER E PODER – O EXTENSIVO E O INTENSIVO 85

PARTÍCULAS SIMPLES, ABSTRATAS OU VIRTUAIS – AS PEQUENAS PERCEPÇÕES NA CLÍNICA 97

PARTE II

ACOMPANHAMENTO TERAPÊUTICO E TERRITÓRIO

UMA HISTÓRIA 109

AUTOCRIAÇÃO E TERRITÓRIO 115

ATRATORES ESTRANHOS – UM PASSEIO PELA CIÊNCIA CONTEMPORÂNEA 129

UMA CENA 135

RITORNELO, EXPRESSÃO E DESTERRITORIALIZAÇÃO 139

PARTE III
ÉTICA, POLÍTICA E ACOMPANHAMENTO TERAPÊUTICO

ACOLHER-ACOMPANHAR..149

ÉTICA DA HOSPITALIDADE..159

O **AMIGO QUALIFICADO** E A AMIZADE...165

UMA POLÍTICA DA AMIZADE..179

CONCLUSÃO..193

REFERÊNCIAS..203

INTRODUÇÃO

Uma teoria é uma caixa de ferramentas. [...] É preciso que sirva, é preciso que funcione. E não para si mesma. Se não há pessoa para utilizá-la, a começar pelo próprio teórico que deixa então de ser teórico, é que ela não vale nada ou que o momento ainda não chegou. [...] A teoria não totaliza; a teoria se multiplica e multiplica.

(Gilles Deleuze – Os Intelectuais e o Poder)

A rua como espaço clínico[1]. Esse é o título de um dos primeiros livros editados sobre AT. Seu título anuncia um novo *local* de atuação clínica: a rua. Entretanto o que a rua teria de clínico? Por que atribuir a esse espaço a qualidade de clínica? Em que situações a rua pode ser entendida como clínica? Pode-se chamar a perspectiva de um atendimento na rua de clínica? Tais questionamentos levam a duas outras séries de perguntas. A primeira põe em análise o estatuto da clínica e do seu objeto de intervenção enquanto AT: o que vem a ser clínica? O que vem a ser AT? O que acontece na rua e o que acontece com as pessoas que acompanhamos na rua? Que concepção de sujeito ou de subjetividade nos permite pensar a clínica como um passeio pela rua? Já uma outra série de perguntas coloca em análise a dimensão ético-política da clínica vista pelo viés do AT: o que acontece com a rua quando a tomamos como clínica? Quais aspectos éticos e políticos estão presentes quando a clínica toma a rua como seu espaço de intervenção? Qual a relação da cidade com a clínica?

Trata-se de fazer uma reflexão sobre essas e outras questões partindo tanto das minhas vivências e experiências de at quanto de alguns conceitos que, a princípio, me parecem úteis. Atuando como at desde 1996, muitas foram as dúvidas, incertezas e questionamentos que essa prática me colocou e ainda coloca. Criei, portanto, um texto com o objetivo de produzir um discurso sobre o que acontece no dia a dia da prática de at e sobre o que acontece com as pessoas quando são acompanhadas, enfim, sobre questões

---

[1] EQUIPE DE AT DO HOSPITAL-DIA A CASA, 1991.

que se passam em uma clínica que é a um só tempo *na rua*, mas também *da rua*. Discurso esse que transita entre noções extraídas tanto da ciência quanto da filosofia, tanto da arte quanto de nossas próprias vivências, pois, como será afirmado logo de início, a clínica, em algum nível, toca todas essas instâncias. Farei, assim, que cada instância dessas — filosofia, ciência, arte, experiência — corra uma atrás da outra num regime de variação constante. Isso com o objetivo de que o pensamento clínico emerja das passagens de uma instância a outra.

Cabe ainda uma atenção ao fato de que a literatura sobre AT é ainda muito escassa e dispersa[2]. Boa parte do que existe escrito se resume a uma transposição para o campo do AT, de teorias desenvolvidas em práticas de *setting* fechado. "Sem dúvida, ocorre igualmente a aplicação de teorias já existentes, de tal maneira que muito se perde da riqueza das experiências do acompanhamento, o que torna o texto árido, quando não inócuo"[3]. Em tal transposição — de teorias produzidas em um *setting* fechado para um *setting* aberto — é de costume manter a concepção de subjetividade que fora pesquisada e elaborada dentro do próprio *setting* fechado. É de se notar, portanto, a manutenção das concepções de subjetividade como se elas fossem as verdades do humano e não estivessem relacionadas com os dispositivos através dos quais foram criadas. As novidades produzidas na passagem para um *setting* aberto quase sempre giram em torno de um *afrouxamento* das técnicas do consultório — o que, diga-se de passagem, muitas vezes faz com que o AT seja visto como uma prática clínica inferior ou auxiliar. É nesse sentido que vai o alerta de Baremblitt a respeito da posição do AT diante do campo:

> Tenho a impressão de que o principal mérito dessa original condição é, por redundante que pareça, sua potência de atualização de virtualidades radicalmente novas, sendo que tal capacidade a faz entrar numa

---

[2] Cabe dizer que, do momento em que este texto foi escrito, entre 2003 e 2005, para o momento atual, em que ele está sendo reeditado, em 2025, essa situação mudou bastante. Hoje em dia a literatura sobre o AT se tornou bastante robusta e diversificada. Nesse sentido, remeto o leitor a outro livro inédito que está sendo publicado em paralelo por essa mesma editora e que mantém estreitas relações com este: *Clínica do habitar: residência terapêutica caSa*.

[3] BARRETO, 1997, p. 251.

> relação muito delicada com os seus precedentes específicos e profissionais (psiquiatras, psicólogos e, muito especialmente, psicanalistas); por um lado, é verdade que pode ter muito para receber em conexão com eles, por outro, corre o risco de subordinar a sua singularidade tanto às idiossincrasias como às estereotipias dos mesmos. Obviamente não serei eu quem resolverá por esses agentes quais são as sínteses produtivas e as alianças estratégico-táticas que lhes convêm, mas tomo respeitosamente a liberdade de preveni-los contra os riscos de reduzir seu estatuto gnosiológico e trabalhista às hierarquias do instituído, organizado, estabelecido, *prevalentes no próprio domínio do qual, anedoticamente, organizaram-se.* [...] Muito mais recomendável me parece, repito, à primeira vista, a associação com intelectuais de diversas áreas, assim como com a lucidez dos usuários, particularmente se estes reúnem as condições de pensadores, artistas ou militantes políticos não-convencionais.[4]

Porém, a clínica sempre se produziu produzindo ao mesmo tempo o objeto no qual intervém, isto é, uma concepção de subjetividade. Assim, concepções de subjetividade são criadas para dar conta dos dramas afetivos concernentes aos próprios dispositivos que dão expressão a essas mesmas subjetividades. Uma circularidade das práticas onde o dispositivo de intervenção também concorre para produção do objeto sobre o qual ele incidirá. Pode-se perguntar, dessa forma, quais concepções de subjetividade vemos emergir quando montamos o dispositivo do AT, e não mais como fazer para adaptar tal ou tal concepção de subjetividade criada em um *setting* fechado ao AT. "[...] afirmo que absolutamente ninguém, a não ser os próprios interessados, pode escolher e produzir os meios teóricos, metodológicos, técnicos e clínicos com os que se dispuser a dar conta da sua práxis"[5].

Diante disso, a pergunta que se coloca não é sobre quais os efeitos que o dispositivo AT produz em nossos acompanhados — ainda que também seja necessário que essa pergunta seja feita —, e sim quais os efeitos que o AT pode produzir na própria

---

[4] BAREMBLITT, 1997b, p. 179-180.
[5] BAREMBLITT, 1997, p. 179.

clínica. É possível, desta forma, tomar o AT como um analisador da própria clínica.

Sabe-se que uma separação há muito já foi feita: ela diz que o AT é uma prática para as pessoas que não conseguem se beneficiar do consultório. E grosseiramente essa divisão praticamente coincide com neuróticos para um lado e psicóticos e neuróticos graves para o outro. Todavia, não será essa divisão um reflexo das concepções de subjetividade hegemonicamente construídas através dos dispositivos de *setting* fechado? Não será o AT uma clínica que leva a própria clínica ao seu limite? É isso que Sereno força a pensar em um parágrafo de sua dissertação.

> Pessoalmente, prefiro dizer que *faço* AT; mas não que *sou* acompanhante terapêutica. O AT é uma função. O que parece não existir é essa figura do at *a priori*. Essa figura é transferencial e se constitui a cada caso, quando não a cada encontro. Poder-se-ia objetar: bem, mas no caso do psicanalista, também o lugar é transferencial, e ele não se designa pela função (um fazedor de psicanálise). Então poderíamos dizer que na clínica das neuroses, o fazedor da análise é o próprio analisando e o analista, ocupando o lugar do morto, manejaria a transferência, favorecendo a retomada da associação quando esta se interrompe, de acordo com a clínica lacaniana. O fato é que AT não é psicanálise aplicada, quanto ao AT, é a singularidade do sujeito psicótico que indica a direção do tratamento, no entanto há um quê de vivo na transferência. Há uma implicação forçosa do terapeuta no tratamento de psicóticos.[6]

Apesar de Sereno sustentar a divisão entre neuróticos e psicóticos e atribuir a essa divisão modos diferenciados de terapêutica (psicanálise para neuróticos e AT para psicóticos), há de se perguntar pela pertinência dessa divisão. O que indica esse *quê de vivo na transferência* que a autora atribui ao AT? Neto também parece ser sensível a esse *quê de vivo* no AT e, da mesma forma contrapondo-o ao lugar de morto, dirá: "Na clínica do AT [...] a posição possível para operar alguma ruptura na pura repetição é

---

[6] SERENO, 1996, p. 28-29.

implicar-se com o próprio desejo fabricando ações"[7]. Será que esse *quê de vivo*, esse *implicar-se com o próprio desejo* não devem ser postos em questão na própria clínica da neurose? Haveria na clínica da neurose também um AT a ser feito? Acompanhamento que diz de algo vivo e de uma implicação dos desejos que envolvem uma cena, sendo esses desejos tanto de quem é acompanhado como de quem acompanha, ou melhor, estando entre os dois?

Talvez seja essa uma das funções do AT diante da clínica: mais do que reivindicar um estatuto clínico já estabelecido para si mesmo, o AT teria a função de colocar, através de sua prática e de sua produção, a própria clínica em questão. Neto faz uma ótima imagem dos efeitos que o AT produz ao se colocar no campo da clínica:

> Procurei [...] evitar olhar os acontecimentos dessa clínica exclusivamente com os códigos psicanalíticos, já que a intenção aqui foi recortar uma dimensão na qual esses códigos são fortemente expostos, produzindo efeitos – à semelhança da fotografia e do cinema – às vezes de "imagem estourada", às vezes de nitidez absoluta. Em ambos os casos, a imagem continua imagem, mas é preciso "acostumar" o olho para poder vê-la. É isso o que ocorre, por exemplo com o conceito de transferência, que no dispositivo analítico se faz ressaltar com clara nitidez. É possível vislumbrar, no caso relatado, vestígios que podem conduzir a esse conceito; entretanto, o nível de exposição a que está colocado faz com que se percam as suas referências exatas de contorno. O acontecimento passa a não coincidir mais integralmente com o conceito – imagem "estourada" que vira outra coisa.[8]

Este livro sai, assim, em busca de conceitos vindos de múltiplos saberes que possam auxiliar nessa experimentação de acompanhantes terapêuticos, e é justamente como acompanhantes terapêuticos que podemos fazer passeios por conceitos que muitas vezes parecem estar a léguas de distância da clínica, afinal, já estamos acostumados, essa clínica do AT realmente *vai* longe.

---

[7] NETO, 1997, p. 104.

[8] NETO, 1997, p. 107.

A direção para a qual este livro aponta coloca o AT em uma posição privilegiada para que possa ser feita uma crítica aos especialismos clínicos. Isso porque acredito que, através de nosso passeio pelos conceitos, possa ser engendrada uma concepção de subjetividade correlativa a uma clínica aberta que, desta forma, poderia ser estendida às diversas formas de atuação clínica. O que desejo afirmar é que,

> além de um dispositivo, de uma forma de fazer clínica, isto é, o modus operandi de determinados clínicos, o Acompanhamento Terapêutico é o modus operandi da própria clínica, ou seja, o Acompanhamento Terapêutico estará presente em qualquer lugar onde a clínica se dê.

Dupla afirmação nesse sentido: o AT é *uma forma* de fazer clínica; o AT é *a forma* pela qual a própria clínica se faz. Tal afirmação, certamente, se põe enquanto um paradoxo ou parece mesmo ambígua, pois é justamente nesta sua natureza indecidível que ela permite a colocação de um problema, problema que proponho mais percorrer como acompanhante do que apresentar uma solução definitiva.

Entretanto, parece que não estou sendo justo com os leitores ao colocar esse problema sem antes apresentar o que seriam as duas caras do AT.

Por um lado, ou em uma de suas faces, o AT é uma prática relativamente instituída de clínica, que serve como forma de atuação em determinados casos, em sua maioria situações graves que exigem um cuidado bastante intenso. As táticas de atuação dessa clínica consistem em colocar as pessoas que são acompanhadas em contato direto com a vida prática e com o *socius*. Isso com o intuito de ajudá-las no resgate de atividades que, devido às tramas subjetivas em que entraram, ficaram comprometidas; ou, ainda, ajudá-las na criação de atividades até então inéditas. Dessa conexão com a vida prática deriva o entendimento da rua como um espaço clínico. Uma forma de fazer clínica onde o *socius* é envolvido de forma imediata.

Por outro lado, ou em sua outra face, o AT aparece como a forma da própria clínica, isto é, o que é próprio da função clínica.

Todavia, o que vem a ser essa função? Pode-se dizer, antes de qualquer coisa, que é a função de *passagem* referenciada e evidenciada pelo próprio ato de passar (ou passear) pelos lugares. Porém, se é possível tomar a passagem como função clínica, não é unicamente pelo fato de o AT passear pela cidade ou pelos lugares, e sim porque, passeando pela cidade e pelos lugares, *ele faz passar algo* e é aí, nesse *fazer passar algo*, que se encontra a clínica. As passagens de um ponto a outro, sejam eles pontos da cidade, de um discurso ou de um corpo se movimentando num consultório, vão colocando lado a lado fragmentos, que vão formando paisagens e adquirindo sentidos. A clínica se revela, portanto, como a bricolagem de fragmentos que ora se conectam produzindo uma figura, ora se desconectam desestabilizando figuras já constituídas. Esse movimento de conexão/desconexão se dá à medida que os fragmentos são percorridos e, com isso, redistribuídos. O AT, enquanto o modo da clínica, é a função de, junto aos acompanhados, criar linhas constituintes que façam dos puros fragmentos novas paisagens, novos horizontes. Parece ser nesse sentido que vai uma exclamação de Sereno em sua dissertação: "Mas o psicanalista sentado também está andando, em movimento, com o analisando! Talvez a implicação do corpo do at seja mais evidente, mas o psicanalista sentado também está implicado com o corpo, como presença"[9].

Torna-se, portanto, imprescindível um cuidado para não concebermos o AT unicamente como um dispositivo clínico e limitá-lo única e exclusivamente a uma modalidade clínica. Por isso, farei, já de início, uma distinção entre tecnologia clínica (a montagem dos dispositivos) e clínica enquanto acontecimento (a função clínica). Apesar da distinção, é necessário afirmar a inseparabilidade dos dois termos. Inseparabilidade essa que pode ser encontrada na raiz grega da própria palavra "técnica". Segundo Heidegger, a experiência grega situa a técnica no campo do conhecer, isto é, do saber. Porém conhecer é a produção das condições da aparição do que é dado; é a produção que torna manifesto algo que se dá a conhecer em uma posição de presente. Diz o autor:

---

[9] SERENO, 1996, p. 18-19.

> O termo "técnica" deriva do grego *technikon*. Isto designa o que pertence à *technè*. Este termo tem, desde o começo da língua grega, a mesma significação que *epistemè* – quer dizer: velar sobre uma coisa, compreendê-la. *Technè* quer dizer: conhecer-se em qualquer coisa, mais precisamente no fato de produzir qualquer coisa. [...] *Technè*: conhecer-se no ato de produzir. Conhecer-se é um gênero de conhecimento, de reconhecimento e de saber. O fundamental do conhecer repousa, na experiência grega, sobre o fato de abrir, de tornar manifesto o que é dado como presente. No entanto, o produzir pensado à maneira grega não significa tanto fabricar, manipular e operar, mas mais o que o termo alemão *herstellen* quer dizer literalmente: *stellen*, por, fazer levantar, *her*, fazendo vir para aqui, para o manifesto, aquilo que anteriormente não era dado como presente. Para falar de maneira elíptica e sucinta: *technè* não é um conceito do fazer, mas um conceito do saber. *Technè* e também técnica querem dizer que qualquer coisa está posta no manifesto, acessível e disponível, e é dada enquanto presente à sua posição. Ora, na medida que reina na técnica o princípio do saber, ela fornece a partir de si própria a possibilidade e a exigência de uma formação particular do seu próprio saber ao mesmo tempo que se apresenta e se desenvolve uma ciência que lhe corresponde. Eis aqui um acontecimento, e este acontecimento não se dá, de uma e só vez no decurso de toda a história da humanidade.[10]

Heidegger, referindo-se à experiência grega, identifica a técnica à própria condição de surgimento dos entes que se dão a conhecer em seu ser. Técnica e acontecimento são, dessa feita, as condições de abertura que tornam presente o que se manifesta, o já-aí. Isto quer dizer que o *se tornar* de algo é uma produção que se dá a conhecer. Técnica e acontecimento se reúnem, portanto, como *epistemè*.

Foucault, a quem o conceito de *epistemè* é caro, enfatizou justamente que a abertura que produz as condições de possibilidade dos enunciados (palavras) e das evidências (coisas) — logo condições de possibilidade do saber — se encontra nas formações históricas

---

[10] HEIDEGGER, 1995, p. 21-22.

que lhes concernem. Com isso, submeteu as condições a priori à passagem do tempo. Foucault cria, dessa forma, a paradoxal noção de um *a priori histórico*. A *epistemè* é, portanto, o *a priori histórico* que dá condições de aparecimento ao que se torna verdadeiro, sendo esse aparecimento a própria produção do que aparece. Porém, Foucault fala de práticas, sendo elas discursivas e não discursivas, que efetivam uma *epistemè* como determinação histórica, e mais ainda, em determinados casos, chama essas práticas de tecnologias, que podem ser reunidas sob o nome de tecnologias de saber. A questão da técnica parece ganhar um pequeno deslocamento, mesmo que ainda apareça como produtora de saber, mais especificamente do fazer saber. É nesse deslocamento, do saber para o fazer, que Heidegger situa a questão da técnica moderna.

A técnica como questão do fazer, diz o autor, é posta na modernidade por duas visões conjugadas: uma antropológica, outra instrumental. À técnica cunhada nessa conjugação de visões, Heidegger dá o nome de *técnica moderna*, estabelecendo ao mesmo tempo uma crítica a tal forma de encarar a técnica. Heidegger, entendendo a técnica moderna como instrumento e como coisa do homem, vai relacioná-la à questão principal de sua filosofia, isto é, o esquecimento do ser. A técnica moderna, segundo o autor, não mais revelaria o ser, e sim traria o seu justo oposto, o ocultamento do ser. E esse é o perigo para Heidegger, perigo de colocar todo o ser em estado de fundo, liberando apenas "uma energia que possa como tal ser extraída e acumulada"[11], mas que nunca efetivamente revela o ser. Nesse sentido, técnica e acontecimento se encontram separados, pois a técnica moderna somente serviria para a extração de uma reserva de utilidades, separando-se assim do produzir como desvelamento.

Não acompanharei as críticas heideggerianas à técnica moderna já que não estamos lidando somente com uma questão ontológica. Creio ser mais interessante retermos a questão da produção, logo do devir, apostando na inseparabilidade entre técnica e acontecimento. Diante disso farei intervir, em face da questão da técnica, um conceito que se aproxima muito mais da *epistemè* de Foucault: o conceito de agenciamento.

---

[11] HEIDEGGER, 1958, p. 15.

O agenciamento agora situa a técnica em outra posição. Nesse sentido, Deleuze e Guattari afirmaram um primado do agenciamento em relação às técnicas, ou seja, o agenciamento é o que dará ou não a utilidade técnica a um determinado objeto. Dado um objeto, ele não tem utilidade alguma enquanto não encontrar o agenciamento que lhe ofereça uma função. Dizem os autores:

> Mas o princípio de toda tecnologia é mostrar como um elemento técnico continua abstrato, inteiramente indeterminado, enquanto não for reportado a um *agenciamento* que a máquina supõe. A máquina é primeira em relação ao elemento técnico: não a máquina técnica que é ela mesma um conjunto de elementos, mas a máquina social ou coletiva, o agenciamento maquínico que vai determinar o que é elemento técnico num determinado momento, quais são seus usos, extensão, compreensão..., etc. É por intermédio dos agenciamentos que o *phylum* seleciona, qualifica e mesmo inventa os elementos técnicos, de modo que não se pode falar de armas ou ferramentas antes de ter definido os agenciamentos constituintes que eles supõem e nos quais entram.[12]

E em outro texto dão os autores o seguinte exemplo: a máquina de justiça não é dita máquina metaforicamente: é

> [...] ela que fixa o sentido primeiro, não somente com suas peças, seus escritórios, seus livros, seus símbolos, sua topografia, mas também com seu pessoal (juízes, advogados, oficiais de justiça), suas mulheres pegadas aos livros pornôs da lei, seus acusados que fornecem uma matéria indeterminada. Uma máquina de escrever só existe em um escritório, o escritório só existe com secretárias, subchefes e patrões, com uma distribuição administrativa, política e social, mas erótica também, sem a qual não haveria e jamais teria havido "técnica".[13]

Resta saber a quais agenciamentos o AT enquanto técnica responde, pois é nesses agenciamentos que é possível ver surgir

---

[12] DELEUZE; GUATTARI, 1997b, p. 76.
[13] DELEUZE; GUATTARI, 1977, p. 118-119.

também os acontecimentos. Neste livro estou me ocupando, portanto, do AT entendido como uma tecnologia clínica, no entanto sem separar disso o acontecimento que essa técnica deixa revelar, ou seja, o modo de operação da própria clínica. Se assim não fosse e, em vez disso, o livro se situasse exclusivamente ao lado do dispositivo tecnológico, estaria atado às regras e formas constituídas, vinculadas a uma profissionalização e a um saber, que dão a algumas pessoas o estatuto de trabalhadores na área de saúde mental; definindo, ao mesmo tempo, seu objeto de intervenção, estaria atado ao lado estratificado do agenciamento clínico. Parece ser nesse sentido que Baremblitt convoca a um questionamento dos saberes constituídos:

> [...] todas as definições que tentamos fazer do nosso objeto, em relação ao qual também nos definimos, está profundamente, historicamente, afetada por uma série de compromissos. Compromissos científicos, ou como diria Foucault, disciplinares. Compromissos corporativos, profissionais e uma série de compromissos comuns a qualquer cidadão que desenvolve um trabalho, isto é, políticos, econômicos, éticos, estéticos etc. Todos esses podem ser reunidos na fórmula que diz serem edificados sobre saberes que envolvem poderes. [...] Temos um lugar socialmente definido e supõe-se que sabemos sobre o que trabalhamos. Isto nos investe de um poder irrecusável, o que não podemos deixar de assumir. Então, muito além da nossa obrigação de aprofundar, ampliar, estender esse saber, temos uma necessidade de questioná-lo.[14]

Questionar as técnicas enquanto saberes constituídos, não os naturalizando, desestabilizando suas formas, dará as condições para que possa ser extraída das práticas uma experiência clínica que pode ser pensada de forma acontecimental. Falo agora não mais do *como* nem do *onde* se dá a clínica, e sim *o que se passa* quando a clínica se dá[15]. E *o que se passa* quando a clínica se dá é o acontecimento. Chamarei assim, essa clínica de clínica-acontecimento — a ponta mais desestratificada do agenciamento clínico, que também será entendido como AT.

---

[14] BAREMBLITT, 1991, p. 80.

[15] Ver *O que pode a clínica? A posição de um problema e de um paradoxo* (PASSOS; BENEVIDES, 2004).

Creio que os profissionais de saúde mental são pessoas que, em suas práticas, buscam — ou ao menos deveriam buscar — esse momento ou essa experiência de acontecimento que está sendo atribuído à clínica; e, mais ainda, que acompanhar e experimentar esses acontecimentos ao molde de um at é a sua arte. Todavia, acredito que tal momento ou experiência não é, nem de fato nem de direito, propriedade desses profissionais e que nem mesmo é necessariamente garantido pelas suas técnicas; que muitas vezes tais experiências acontecem para além ou apesar das técnicas empregadas, entretanto não deixam de ser matéria de acompanhamento clínico. O que estou afirmando é uma abertura para as forças do fora, para o que é incalculável, para o que é irremediavelmente novo. Essa abertura é o que vai permitir reunir novamente técnica e acontecimento como uma coisa só, como a arte de saber-fazer no próprio movimento de tornar-se.

Não é intenção, com isso, pregar uma inutilidade ou uma *demonização* das técnicas, muito menos o fim dos trabalhadores em saúde mental. Pelo contrário, as técnicas são úteis e até mesmo imprescindíveis, assim como a necessidade de que existam pessoas dedicadas à atividade clínica. Todavia, podemos vislumbrar um minimalismo técnico, isto é, o mínimo de técnica necessário para o máximo de acontecimento.

Também não deixo de ver as pessoas que necessitam de viver tal experiência clínica, e que, certamente, se beneficiam de intervenções realizadas por quem se dedica a tal atividade[16]. O que não devemos é fechar a ideia de acontecimento de tal forma que se crie a imagem de que há um fazer de um especialista que, em matéria de clínica, seria responsável pelos acontecimentos. Isto faria do acontecimento clínico um objeto restrito nas mãos de uns poucos, que tomariam para si uma competência exclusiva, unicamente por reterem o conhecimento de algumas regras do fazer. Quando pessoas ou grupos se fecham em torno de um saber para fazer dele uma verdade dogmática, nascem os especialismos. Quando um saber se diz detentor único e exclusivo de um determinado objeto, excluindo como falsas ou erradas todas as outras

---

[16] Quanto a uma base filosófica para se pensar as questões de patologia, ver *O normal e o patológico* (CANGUILHEM, 1978). Parece que, a partir desse texto, mesmo que o autor advirta sobre a utilização de suas pesquisas em psicopatologias, é possível ser pensada a patologia como a ação de furtar-se à vida.

intervenções possíveis que poderiam incidir sobre ele, começa a funcionar uma relação onde as técnicas se tornam figuras de hegemonia e de dominação dogmática. Nessas circunstâncias o que há de novidade em um acontecimento é, a cada vez, rechaçado através de sobrecodificações que o mitigam.

Cabe ainda enfatizar a minha crença de que as tecnologias clínicas são apenas questão de gosto, estilo ou charme, cada profissional usando a forma que lhe convém: uns não se deixam ver pelo paciente, outros se mostram de frente; uns guardam silêncio, outros interrogam, interrompem, indagam...; uns não permitem ser tocados em seus corpos, outros tocam o corpo de seus pacientes; uns juntam várias pessoas, outro só individualmente; e assim sucessivamente em uma série incontável. Isso não exime tais profissionais de toda uma difícil e exaustiva preparação técnica, que passa por longos estudos, horas de estágio, de supervisões e, por vezes, de terapia. Todavia, acredito — e certamente esta crença sustenta a anterior — que por baixo, ou entre, ou no meio, ou como que vindo de fora dessas técnicas, está o acontecimento. Sem acontecimento teríamos apenas uma sucessão de estados de coisas em instantes onde a diferença entre um estado e o próximo não faria a menor diferença. Seria uma diferença indiferente ou mitigada, já que o acontecimento é justamente o sentido da passagem de um estado a outro.

Quando não encontramos esse momento da passagem que é a própria clínica enquanto acontecimento, a clínica passa a ser entendida como um lugar de saber específico, e as consequências disso foram muito bem analisadas por Coimbra[17], em seu livro sobre a história das práticas "psi" no Brasil. Um lugar determinado supõe um conhecimento de um especialista que dirige a clínica através de regras e técnicas mais ou menos rígidas, porém certamente garantidoras do saber, do seu local e do seu tempo. Dentro de uma tal concepção fundamentalista de clínica, há um afastamento quase que intransponível entre quem detém os saberes de cura e os que estão para ser curados. As regras estratégicas tendem a ser especificadas, organizadoras das atitudes, do tempo e do próprio espaço. Quando, porventura, o tratamento não dá certo, o paciente tende a ficar com a responsabilidade desse não funcionamento, seja

---

[17] COIMBRA, 1995.

porque não *colabora* ou *resiste* à cura, seja porque a sua patologia não permite; todavia, o dispositivo em tese está garantido, *é assim que se faz, é assim que sempre se fez.*

Como estamos vendo, pensar a clínica não somente como um dispositivo pré-montado é pensá-la também como acontecimento no que chamarei de abertura intensiva. Tudo muda, as regras já não garantem necessariamente mais nada e os saberes se dissolvem em favor de uma potência, que é uma força plástica de criação de novas formas de vida. Assim, os especialismos podem cair por terra, liberando um caminho que já não porta uma espacialidade nem uma temporalidade dada. Um espaço sem lugar, um espaço qualquer. Não mais algo que se movimenta em um espaço, porém um espaço que, ele mesmo, se movimenta. E se digo *ele mesmo* é apenas por força de expressão. Um espaço que se move não mais por movimento, e sim por velocidade.

De zero a cem ou mil ou ao infinito sem aceleração, velocidade pura, absoluta. Um espaço impessoal, intersticial, que não diz respeito a mais nada especificado; ao contrário, um espaço no meio, entre as especificações. Espaço que, paradoxalmente, é constitutivo das próprias especificações.

Pensar, desta forma, a questão do especialismo na clínica pelo viés das formações da subjetividade é não mais partir pela busca de uma concepção de subjetividade aplicável, e sim ter como foco a própria produção de subjetividades. Acredito ser essa uma tarefa de extrema importância, pois muitas vezes as pessoas que se agarram a um especialismo, a despeito de sua boa vontade, não levam em conta o campo político em que atuam, criando processos de subjetivação totalmente segregativos e muitas vezes reacionários e microfascistas. Guattari, ao falar de La Borde, alerta quanto ao perigo dessas pequenas práticas mortificadoras, pois fazem parte de um *continuum* que dá sustentação ao niilismo[18] e suas grandes formações políticas:

---

[18] Dentre muitas formas nietzschianas de definir o niilismo, uma se destaca: o niilismo como o produto da ilusão criada pela reversão das forças reativas sobre as forças ativas, separando estas do que elas podem, ou seja, de sua potência. A resultante dessa ilusão é a vontade de nada. Essa é a genealogia da vitória das forças reativas e a linha mestra do livro *Genealogia da moral, uma polêmica* (NIETZSCHE, 1998).

> As atitudes segregativas formam um todo; as que se encontram entre as doenças mentais, as que isolam os doentes mentais do mundo 'normal', a que se tem em relação às crianças em dificuldades, as que relegam as pessoas idosas a uma espécie de guetos participam do mesmo *continuum* onde se encontram o racismo, a xenofobia e a recusa das diferenças culturais e existenciais.[19]

Qualquer atividade clínica, em sua micropolítica, faz parte de práticas capilares que, como num fractal ou num *continuum*, podem legitimar as políticas de poder e de controle que tentam reger a vida como um todo. Tal perspectiva faz com que o perigo das práticas clínicas do especialismo não seja o de serem ineficientes ou inúteis, e sim o oposto, de funcionarem e de serem extremamente eficientes, produzindo toda uma micropolítica às avessas, ou seja, uma micropolítica que enfada a vida gerando o niilismo como uma vontade de recusa da potência criativa e de suas forças diferenciantes.

A clínica, em sua micropolítica, deve ser um espaço de libertação constante, de libertação infindável, entretanto, em boa parte das vezes, isso não se dá, transformando a clínica em um amontoado de saberes e técnicas achatados em aparatos que só fazem reproduzir referências universais e reducionistas, parecendo-se mais como uma estereotipia do que com o avivar da potência afirmativa e produtora da vida. Fazer uma clínica libertária se torna, assim, uma urgência e um compromisso. Todavia, o que vem a ser uma clínica libertária? Nesse ponto concordo com Baremblitt ao redefinir o conceito de liberdade, retirando dele todo caráter idealístico e universalizante:

> Mas liberdade aqui não implica apenas a capacitação para, e o desempenho das convenções segundo as quais 'o direito de um acaba onde começam os do outro' (ainda que não seja demais lembrar disso para avaliar e corrigir o grosseiro ou sutil autoritarismo de certas terapias). [...] Essa 'liberdade condicional', própria da democracia liberal e disciplinar, por meio da qual se metaaprende muito bem a protagonizar relações

---

[19] GUATTARI, 1992, p. 196.

> contratuais 'modernas', terá de ser ampliada em todas as direções necessárias e intensificada segundo um regime de variação contínua. Não se trata de procurar uma 'liberdade incondicional', trata-se de não 'partir de condições de chegada', cuja estereotipia universalize os seus limites. Trata-se de uma abertura tanto aos devires individualizantes quanto às alteridades correspondentes, que terão que se produzir NESSE encontro único e irrepetível. Liberdade para jogar a aposta que implica atualizar o virtual, quer dizer, o mais insólito e o melhor de cada pura diferença.[20]

Liberdade não como um universal ou um direito *apriorístico* do humano; nem como a essência de uma consciência intencional que decide por si e para si sempre baseada em nada[21]; nem como um objeto que nos foi usurpado ou perdido e que consequentemente nos torna faltantes. Liberdade é entendida aqui como processos constantes de libertação dados no espaço do *entre* das relações; liberdade sempre a se construir, uma T.A.Z. (*Zona Autônoma Temporária*)[22], um motim que a vida produz e que se dissipa antes da chegada da polícia para que se constitua em outro lugar; liberdade relacional, instantânea e nominal[23] que nunca se completa ou se acaba, todavia se está sempre por conquistar, numa tensão de forças que a faz sempre continuar querendo a si mesma como aumento de sua potência. A clínica, portanto, visa ser uma *prática de liberdade*!

Esse tipo de liberdade coincide com a prática de AT em que desejo investir. A abertura ao *socius* faz com que as conexões se multipliquem e englobem não só o indivíduo, mas os muitos que falam em cada um, assim como os muitos que falam nos outros, nos espaços sociais e no meio ambiente. Pode-se dizer isso quando são experimentados os tipos de intervenção que se realizam nessa prática, tanto intervenções do meio ambiente como as produzidas pelas relações sociais e subjetivas. É o céu que de repente se

---

[20] BAREMBLITT, 1997a, p. 8.

[21] Ver SARTRE, 1997.

[22] Segundo o autor, "assim que a TAZ é nomeada (representada, midiada), ela deve desaparecer, ela vai desaparecer, deixando para trás um invólucro vazio, e brotará novamente em outro lugar, novamente invisível, porque é indefinível pelos termos do espetáculo. [...] A TAZ é um acampamento de guerrilheiros ontologistas: ataque e fuja. Continue movendo a tribo inteira, mesmo que ela seja apenas dados na web" (BEY, 2001, p. 18-19).

[23] Sobre uma concepção nominalista de liberdade em Foucault, ver RAJCHMAN, 1987.

fecha e arma um temporal, um ônibus cheio ou pessoas correndo para baixo da marquise, um medo que surge, a ajuda de terceiros, o contato com outros, a articulação subjetiva de um corpo em plena afetação — tudo isso ao mesmo tempo e em relação atenta, criativa e intuitiva.

As intervenções se tornam múltiplas e imprevistas, não vão unicamente do acompanhante ao acompanhado, e sim surgem de todos os lugares. Tais intervenções obrigam à articulação dos diversos saberes. Saberes que passam pela arte de pescar um peixe na beira da praia, de jogar cartas ou xadrez em rodas de praças, de escolher verduras e frutas em uma feira livre, de negociar com a polícia, quando não com ladrões, de pedir e dar informações, de ler alguns signos naturais, enfim, saberes múltiplos que coproduzem a complexidade subjetiva da vida.

O AT é uma prática que se dá em agenciamentos que vão da subjetividade humana aos espaços sociais, dos espaços sociais ao meio ambiente, do meio ambiente à subjetividade — tudo isso com a força da instantaneidade. Não é uma clínica unicamente do indivíduo problemático/doente/necessitado, mas uma vivificação da subjetividade na cena/cenário público e da própria cena/cenário público, dando-se em um registro ecosófico[24].

Nunca é demais lembrar que a interpretação especialista do mundo é uma artimanha da formação político-disciplinar que ordena e gerencia a diferença e o desvio. Sob o peso dessas formas cristalizadas e endurecidas, encontra-se excluída, do campo das possibilidades da clínica, a construção ético-estética de uma *política da amizade*, entendida aqui como a série de produções de si que retornam sobre si descentrando o próprio si. Esse descentramento será entendido aqui como uma relação libertária que surge no espaço intersticial, na fissura do *entre-dois*, espaço sempre entre um e outro, espaço que entendo ser clínico por excelência.

No entanto, a questão verdadeiramente positiva se torna a de como construir uma clínica proteiforme e nômade que expurgue de si as identidades facilmente capturáveis e devenha produtora de realidades permissivas ao surgimento das alteridades, realidades

---

[24] Articulação política de três instâncias ecológicas: meio ambiente, relações sociais e subjetividade humana; ver GUATTARI, 1990.

que possam acolher o outro, dar boas-vindas ao estrangeiro e ao que é estrangeiro. *Clínica-amizade*, ou uma amizade *da* clínica, ou ainda uma amizade *na* clínica: atividade micropolítica que busca, através da criação de novos *direitos relacionais*, construir novos espaços na cidade, como acreditava Foucault[25].

Entretanto, se busco uma *política da amizade* articulada à clínica enquanto AT, é por entender que um engajamento político esteve sempre presente na prática do AT, especialmente no seu surgimento. E aí pode-se retornar aos agenciamentos efetivos pelos quais o AT se faz enquanto técnica. *Amigo qualificado* foi o primeiro nome dado a essa prática, quando ela se inseria no contexto das lutas da psiquiatria social. O *amigo qualificado* foi, portanto, uma forma de fazer clínica que não se separava de uma intervenção política no campo da saúde mental, que não se separava de uma *prática de liberdade* e da criação de *novos direitos relacionais*. Farei, assim, uma análise da mudança de nomes, pois é quando o *amigo qualificado* quer construir uma teorização e uma justificação clínica sobre o que faz que surge o movimento de mudança de nomes. Para que tal teorização se dê, o *amigo qualificado* se afastará de sua base político-clínica na psiquiatria social e se aproximará, agora como AT, de uma inflexão estritamente clínica buscada na psicanálise, mesmo que, como veremos, essa manobra vá jogar o AT em uma espécie de engodo que faz dele uma prática terapêutica entendida como inferior. Ou seja, o *amigo qualificado* perde sua especificidade política, tornando-se, assim, AT, porém o agora AT, diante das outras formas clínicas e importando suas concepções de subjetividade, se torna uma prática clínica destituída do valor de uma clínica stricto sensu.

O que é possível perceber — depois de resgatado o sentido político da amizade nessa prática — é que o AT pode servir de analisador dos limites dos especialismos clínicos. Pode-se dizer que o AT é uma clínica peripatética[26], isto é, uma clínica que se dá sem local fixo, sempre em relação com uma paisagem da cidade, uma clínica que se dá em passeios, ou ainda — como é comum

---

[25] Ver FOUCAULT, 1981.

[26] Segundo o *Novo dicionário básico da língua portuguesa* (AURÉLIO, 1988), peripatético diz respeito ao que se ensina passeando. É possível a apropriação desse sentido para pensar justamente essa clínica que se dá em trânsito.

entre os acompanhantes — uma clínica que se dá em *saídas*. Uma clínica das saídas, dos percursos de saída. Na cena/cenário da rua, dos espaços públicos, os acontecimentos são poliformes e não esperam pelas intervenções adequadas dos especialistas autorizados. A rua e sua multiplicidade fervilhante não respeita os formalismos e exige tragicamente uma intuição instantânea, norteadora do ato clínico, na duração do acontecimento, com a memória e o impulso vital que lhe é inerente.

Diante disso, a proposta será pensar a clínica pelo viés do AT. De qualquer forma, na história da clínica, foi sempre o trabalho com os casos mais complicados, casos que não respondiam às técnicas convencionais — casos que hoje em dia param na mão dos acompanhantes terapêuticos — que forçou os limites da clínica, fazendo com que ela avançasse. Pois são esses casos extremos que colocam para a clínica problemas antes impensados. É ao se defrontar com tais problemas que a clínica é obrigada a se reinventar, a se recriar. Talvez essa prática do AT possa cumprir hoje em dia tal função. E, se é desejável alargar os limites da clínica, é somente para que ela possa ser concebida como um campo ético-estético propício à construção de uma *política da amizade.*

Para tal tarefa me servirei da inspiração de autores como Gilles Deleuze, Félix Guattari, Michel Foucault, Jacques Derrida, Maurice Blanchot, Friedrich Nietzsche, entre outros; usarei os conceitos de acontecimento, intempestivo, território, ritornelo, atratores estranhos, devir, poder, saber, subjetivação, relação de forças, amizade, hospitalidade etc. Isso tudo na intenção de lançar luz tanto sobre a clínica em geral quanto sobre essa clínica em movimento, essa clínica da/na rua, essa clínica na/da cidade que é o AT.

O texto, portanto, está dividido em três partes:

Na primeira é situado o AT e a clínica em relação ao espaço, ao tempo e ao acontecimento. Também será abordada a matéria sobre a qual a clínica incide, ou seja, o que defini como partículas simples ou pequenas percepções.

Na segunda parte se encontram as noções de território e de desterritorialização como dinâmica da clínica. Ainda apresentarei fragmentos de casos que possam ajudar a visualizar tal dinâmica.

No meio do percurso farei um desvio para estabelecer um diálogo com a ciência contemporânea e introduzir a noção de atratores estranhos.

Na terceira parte há uma discussão ético-política ao redor da clínica. Novamente a experiência do AT surgirá como analisador da clínica, para que sua função política se evidencie. Nessa parte as noções de amizade e de hospitalidade é que conduzem as discussões.

No texto também estará presente a minha experiência como acompanhante, pois acompanhei ao máximo os fluxos que o pensamento nos impunha. O AT também como estilo de escrita. Para isso, ora fiz desvios para fugir de regiões nebulosas, ora parei para descansar, ora apertei os passos para chegar mais rápido a um determinado ponto, ora diminuí a velocidade para poder olhar a paisagem, ora..., ora..., ora... Pois sabe-se que o pensamento também tem uma extensão e que, por mais que se caminhe, é sempre um novo horizonte que surge, de modo que a viagem não para, está sempre em andamento...

PARTE I

ESPAÇO, TEMPO E ACONTECIMENTO NO ACOMPANHAMENTO TERAPÊUTICO

CLÍNICA: CIÊNCIA, FILOSOFIA E ARTE – SITUANDO O PLANO DE COMPOSIÇÃO

Pedimos somente que nossas idéias se encadeiem segundo um mínimo de regras constantes, e a associação de idéias jamais teve outro sentido: fornecer-nos regras protetoras, semelhança, contiguidade, causalidade, que nos permitem colocar um pouco de ordem nas idéias, passar de uma a outra segundo uma ordem do espaço e do tempo, impedindo a nossa "fantasia" (o delírio, a loucura) de percorrer o universo no instante, para engendrar nele cavalos alados e dragões de fogo.

(Deleuze e Guattari – O que é a filosofia?)

Deleuze e Guattari fazem, em *O que é a filosofia?*, uma distinção entre filosofia, ciência e arte, situando esses três campos em relação ao caos. O que distingue filosofia e ciência é uma diferença de atitude diante do caos[27]. Assim, "[...] a primeira diferença está na atitude respectiva da ciência e da filosofia com relação ao caos"[28]. Para entender essa distinção, é necessário acompanhar a ideia que os autores fazem do caos.

Caos é uma relação de velocidade infinita ou absoluta entre partículas. Explicarei: imaginem partículas ínfimas livres de qualquer relação, mas que, em determinadas condições, podem se conectar. Juntas, conectadas, essas partículas se moldam em uma forma qualquer. Essas conexões, uma vez estabelecidas, se apresentam nessa forma organizada, porém instável e, desta forma, inauguram um mínimo de tempo e de espaço, uma permanência e uma zona, uma duração e um lugar. As formas organizadas do mundo seriam, portanto, essas partículas ínfimas que se conec-

---

[27] Não levarei adiante as consequências de tal distinção, que irão resultar numa diferenciação entre a ciência e a filosofia em três instâncias: a primeira posiciona a ciência em um plano de referência, enquanto a filosofia se situaria em um plano de imanência; a segunda diz respeito às variáveis, onde a ciência trabalharia com variáveis independentes e a filosofia com variáveis inseparáveis; a terceira distinguiria os observadores parciais da ciência dos personagens conceituais da filosofia. Para efeitos deste livro, ficarei apenas com a formulação inicial que distingue ambas por uma atitude diante do caos.

[28] DELEUZE; GUATTARI, 1992, p. 153.

tam e que insistem, permanecem, duram nessa conexão. Agora imaginem essas partículas se movendo em uma velocidade infinita, conectando-se a todas as outras e desconectando-se sem o mínimo de intervalo de tempo, sem o mínimo de duração, numa relação em que a conexão se desfaz no justo momento em que se faz. Essa parece ser a imagem de caos proposta pelos autores. Não propriamente desordem, e sim uma relação entre partículas que, em função de suas velocidades, não conseguem ganhar um mínimo de consistência, permanecendo, assim, abstratas, ou virtuais. O caos como um dinamismo absoluto. Dizem eles:

> Define-se o caos menos por sua desordem que pela velocidade infinita com a qual se dissipa toda forma que nele se esboça. É um vazio que não é um nada, mas um *virtual*, contendo todas as partículas possíveis e suscitando todas as formas possíveis que surgem para desaparecer logo em seguida, sem consistência nem referência, sem consequência. É uma velocidade infinita de nascimento e de esvanescimento.[29]

A ciência seria o campo de análise onde essas partículas perderiam velocidade, sendo refreadas por funções e proposições que já não guardariam do caos sua instância constituinte. O que interessa à ciência é a criação de funções e proposições que dizem muito mais respeito às ordens constituídas que saltam para fora do caos do que o próprio movimento constituinte. Pode-se dizer que a ciência se esforçará na busca de padrões, fazendo das funções e proposições relações de analogia entre formas que ganham alguma permanência e que podem ser checadas ou reproduzidas. Isso corresponde a um tipo de ciência que pode ser chamada de *ciência dura*. Uma ciência totalmente ligada aos paradigmas do positivismo lógico.

Porém, há também uma ciência bem mais contemporânea, e bem mais interessante, que pode ser caracterizada como uma *ciência flexível*. Essa ciência é a que vai pensar, por exemplo, o emergentismo. É o que pensa, por exemplo, Steven Johnson em seu livro *Emergência: a dinâmica de rede em formigas, cérebros, cidades e softwares*. Entendendo a emergência como auto-organização,

---

[29] DELEUZE; GUATTARI, 1992, p. 153.

ele dirá que "apenas quando o padrão foi detectado, as pessoas puderam começar a pensar em estudar os sistemas de auto-organização por seus próprios méritos"[30]. Nesse caso, o autor vai pensar o fenômeno da emergência através do surgimento de padrões complexos a partir de padrões simples, ou seja, como funções ou proposições atingem níveis mais complexos a partir de si mesmo.

Entretanto, mesmo uma ciência flexível, segundo a orientação de Deleuze e Guattari, guarda um regime diverso de traçados secantes sobre o caos. Quando se situa, por exemplo, a emergência no plano da filosofia, ela se mostra ligada à proveniência. Assim foi como Foucault desenvolveu o conceito de emergência a partir da noção de genealogia criada por Nietzsche[31]. Aqui emergência se dirá de um encontro de forças — aquelas partículas abstratas caóticas apresentadas anteriormente —, e não de formas, isto é, a emergência é o movimento que resulta no surgimento de uma forma que se dá a partir das relações de forças, sendo essas relações abstratas ou virtuais. A filosofia diria respeito não à criação de funções e proposições, mas à criação de conceitos. Os conceitos não estabeleceriam com o caos uma desaceleração, pelo contrário, preservariam "as velocidades infinitas, guardando ao mesmo tempo consistência, dando uma consistência própria ao virtual"[32]. Esse é o *crivo filosófico* no caos. A tarefa da filosofia é a de se colocar muito mais em um plano constituinte ou de imanência do que em um plano constituído, mesmo que toda uma ciência flexível se aproxime cada vez mais de um plano de constituição. A tarefa da filosofia é, portanto, flagrar a emergência no seu próprio ato de emergir. Assim sendo, não é tanto a complexificação de padrões iniciais que irá importar, e sim a própria ação emergente. Nesse sentido, a origem se dará não em padrões iniciais simples e primeiros, e sim entre cada diferenciação, fazendo da repetição/diferença[33] a figura da ação emergente. A complexidade será entendida como uma figura imanente a um campo de forças, a complexidade está nas relações de forças[34] ou nas relações de poder[35].

---

[30] JOHNSON, 2003, p. 14.

[31] Ver FOUCAULT, 1971.

[32] DELEUZE; GUATTARI, 1992, p. 153.

[33] Ver DELEUZE, 1988 a.

[34] Ver NIETZSCHE, 2008.

[35] Ver FOUCAULT, 1987a, 1988.

É necessário situar a clínica em um plano, dar-lhe o seu estatuto. Estabelecer a constituição de seu próprio plano. Será que é conveniente situar a clínica no campo da ciência? Desse modo, a clínica seria a busca das funções que regulam o comportamento, assim como as funções que regulam as próprias mudanças ou alterações de comportamento. Certamente existe toda uma psicologia que vai nesse sentido, atrás das organizações e das ordens, identificando-as e fazendo-as saltar de uma à outra, seja isso de forma normativa ou não. Ou seria mais conveniente situar a clínica no campo da filosofia? Aí entenderíamos a clínica como uma espécie de criação de conceitos, conceitos esses que transbordariam para todos os lados, para todos os cantos, arrastando consigo todas as formas numa consistência própria ao ato de emergir.

Talvez a escolha não precise se dar entre uma forma *ou* outra, e possa ser afirmada a inseparabilidade desses dois campos em um plano conectivo onde afirmamos um *e* outro. Irei, portanto, situar a clínica como um plano que não se encontra nem completamente na filosofia, nem completamente na ciência, mas que toca e é tocada por ambas em uma zona de inseparabilidade. Zona essa que nos permitirá abordar a clínica ora pelo seu aspecto científico, ora pelo seu aspecto filosófico.

Porém, os campos onde a clínica toca não se restringem à ciência e à filosofia, temos também a arte. Deleuze e Guattari situam a arte no plano dos *afectos*, dos *perceptos* e dos *blocos de sensações*. Essas três figuras se distinguem respectivamente das afecções, das percepções e da opinião por serem forças plásticas, e não formas organizadas. "A arte desfaz a tríplice organização das percepções, afecções e opiniões que substitui por um monumento composto de perceptos, de afectos e de blocos de sensações..."[36] A arte é, assim, o campo que faz surgir figuras estéticas, que podem ser entendidas como imagens-movimento[37], que dão às forças plásticas uma ocasião para se expressarem, sem que, com isso, percam sua plasticidade ou reproduzam um mundo já dado. Essa imagem-movimento, essa figura estética pode ser entendida como território, pois "a arte começa talvez com o animal, ao menos com o animal

---

[36] DELEUZE; GUATTARI, 1992, p. 228.
[37] Ver DELEUZE, 2018a; 2018b.

que recorta um território e faz uma casa (os dois são correlativos ou até mesmo se confundem por vezes no que se chama de *habitat*)"[38]. Entretanto, para que se dê um território, é necessário que um elemento qualquer seja extraído de seu caráter funcional para que possa atuar em outro como elemento estético, ganhando, assim, caráter de expressividade. A emergência de qualidades sensíveis puras são essa própria extração.

> O território implica na emergência de qualidades sensíveis puras, *sensibilia* que deixam de ser unicamente funcionais e se tornam traços de expressão, tornando possível uma transformação das funções. Sem dúvida essa expressividade já está difundida na vida, e pode-se dizer que o simples lírio dos campos celebra a glória dos céus. Mas é com o território e a casa que ela se torna construtiva, e ergue os monumentos rituais de uma missa animal que celebra as qualidades antes de tirar delas novas causalidades e finalidades. Esta emergência já é arte, não somente no tratamento dos materiais exteriores, mas nas posturas e cores do corpo, nos cantos e nos gritos que marcam o território.[39]

Assim como a ciência toca e é tocada pela filosofia, ambas tocam e são tocadas pela arte em uma zona de indiscernibilidade. Funções, conceitos e sensações passam a se relacionar em um regime de afetação mútua onde cada um arrasta os outros dois em um regime que agora pode ser entendido como construtivista:

> Os três pensamentos se cruzam, se entrelaçam, mas sem síntese nem identificação. A filosofia faz surgir acontecimentos com seus conceitos, a arte ergue monumentos com suas sensações, a ciência constrói estados de coisas com suas funções. Um rico tecido de correspondências pode estabelecer-se entre os planos. Mas a rede tem seus pontos culminantes, onde sensação se torna ela própria sensação de conceito, ou de função; o conceito, conceito de função ou de sensação; a função, função de sensação ou de

---

[38] DELEUZE; GUATTARI, 1992, p. 237.

[39] DELEUZE; GUATTARI, 1992, p. 237-238.

> conceito. E um dos elementos não aparece sem que o outro possa estar ainda por vir, ainda indeterminado ou desconhecido. Cada elemento criado sobre um plano apela a outros elementos heterogêneos, que restam por criar sobre outros planos: o pensamento como heterogênese.[40]

O que gostaria de afirmar é que a clínica precisa ser pensada nessa mesma zona de indiscernibilidade, isto é, que cabe à clínica um aspecto técnico, um aspecto intuitivo e um aspecto estético. A clínica se situa, assim, em uma zona, ou um plano, onde se dá o contato com um caos produtivo. Isso faz com que a clínica traga em si características híbridas, podendo dizer respeito, a um só tempo, tanto à música quanto à etologia, tanto ao território quanto à criação, tanto à filosofia quanto a saberes não formais, tanto às práticas em *setting* fechado quanto ao AT etc., sem que tenha que se deter em nenhum especialismo, nem creditar para si mesma a verdade dada de um objeto exclusivo de intervenção. Passos e Benevides entenderão essa região híbrida como uma operação de transversalização que desestabiliza os especialismos clínicos, fazendo, assim, surgir a figura da *clínica transdisciplinar*. "Com a desestabilização, o que emerge é o plano de constituição da clínica onde as dicotomias dão lugar aos híbridos, as fronteiras apresentando seus graus de abertura, suas franjas móveis por onde os saberes se argúem, as práticas se mostram em sua complexidade"[41].

Os operadores clínicos deixam de falar de uma pretensa verdade dada no mundo e ganham um caráter de uso, de intervenção, de transformação e de criação do mundo. "É preciso que sirva, é preciso que funcione"[42], como disse certa vez Deleuze, em conversa com Foucault, a respeito dos conceitos-ferramentas. Ou seja, a clínica serve para que a vida seja garantida em uma zona de indiscernibilidade criadora que lhe é de direito, pois, se a vida é garantida aí, é porque "só a vida cria tais zonas, em que turbilhonam os vivos"[43]. Isso não quer dizer que a clínica se confunda com a vida, todavia a clínica é o que recoloca a vida em transformação,

---

[40] DELEUZE; GUATTARI, 1992, p. 254-255.
[41] PASSOS; BENEVIDES, 2003, p 84-85.
[42] FOUCAULT; DELEUZE, 1972, p. 71.
[43] DELEUZE; GUATTARI, 1992, p. 225.

já que talvez seja a parada do processo que ponha a vida em adoecimento. Sendo assim, parodiando Deleuze, que uma vez falou de uma Pop'filosofia onde "os conceitos são exatamente como sons, cores ou imagens, são intensidades que lhe convém ou não, que passam ou não passam"[44], talvez possamos falar em uma Pop'clínica que resgate os processos de criação da vida.

---

[44] DELEUZE; PARNET, 1998, p. 12.

A CLÍNICA ENQUANTO ACONTECIMENTO

Tornar-se digno daquilo que nos ocorre, por conseguinte, querer
e capturar o acontecimento, tornar-se o filho de seus próprios
acontecimentos e por aí renascer, refazer para si mesmo um
nascimento, romper com o seu nascimento de carne.

(Gilles Deleuze – Lógica do Sentido)

Desde que uma intervenção em AT começa, surgem questões em relação ao espaço, sua organização e o deslocamento através dele: ir à casa do acompanhado ou encontrá-lo em algum lugar marcado? Ora um, ora outro? Sair para um simples passeio à deriva ou ir a algum lugar específico? Ambas as possibilidades? Acompanhá-lo em saídas eventuais ou em atividades constantes como natação, academia, faculdade etc.? Na casa, ficar na sala de visitas, varanda, quarto, cozinha, corredor ou banheiro? Acompanhá-lo na organização de um espaço demasiado esparramado por todos os cômodos? Expandir um espaço demasiado comprimido no canto de um quarto?

Talvez o AT possa ser definido, em um primeiro momento, como uma clínica que se propõe a intervir junto ao espaço, sua organização e o deslocamento através dele. Parece ser esse o sentido que Débora Sereno preconiza ao falar da circulação nessa clínica[45]:

> Gostaria de trazer a idéia de "circulação" para nos acercarmos, o quanto possível, do campo do AT. A circulação no AT refere-se tanto ao deslocamento pela cidade e seus cruzamentos internos, na direção de um mapeamento dela pelo psicótico, como também ao deslocamento de lugares com os quais o at se implica ao se relacionar com a psicose e sua peculiar circulação.[46]

---

[45] No fragmento que separei, há uma ligação imediata do AT à psicose. Apesar de saber que o AT nasce justamente nessa relação, é parte deste livro ir na direção da desconstrução desse estigma, e isso no sentido da dupla afirmação que estou construindo, ou seja, o AT enquanto dispositivo não se limita aos casos diagnosticados de psicose e, muito menos, o AT enquanto *modus operandi* de toda clínica.

[46] SERENO; AGUIAR; MENDONÇA, 1991, p. 68.

A ocupação, a apropriação e a circulação pelo espaço como operações clínicas. Se seguir nessa direção, o que terei que pensar é, portanto, como se dá a relação entre a ocupação, a transformação, a circulação através dos espaços (AT enquanto dispositivo) e o que chamo de clínica-acontecimento (AT enquanto *modus operandi* da clínica). Tal relação é fundamental, pois, se o dispositivo do AT for montado, é para que, através dessa intervenção, possa-se servir de um acontecimento enquanto clínica. Essa é a proposta, o exercício, e também a aposta. Parece ser nesse sentido que vai o questionamento do Grupo Trama:

> Em que espaço opera a clínica do AT? No momento, o que podemos pensar aproxima esse espaço de um lugar onde o *acontecimento* possa se dar. Um lugar de experimentação de coisas que nunca foram experimentadas, do poder significar e ressignificar, um terreno de fronteiras indeterminadas que faz encontrar/reencontrar lugares perdidos pela clausura.[47]

Porém, nessa direção não há nada de tranquilo ou fácil, o que nos leva a um constante questionamento também do nosso lugar. Como nos indicava Debora Sereno *supra*, a circulação não diz respeito unicamente a quem acompanhamos, mas também aos lugares pelos quais o at irá circular. Diante disso, é de extrema necessidade que sempre possamos dobrar o nosso olhar sobre nós mesmos e lançar a pergunta: estamos exercendo o AT ou estamos confusos e confundidos em outras funções?

A proximidade que o AT tem de outras práticas exige que seja feita tal distinção, já que o AT pode ser facilmente confundido, por exemplo, com uma função de vigilância. Um ator que, ao se colocar no espaço, guarda os locais de passagens sempre avaliando, de acordo com uma moral preconcebida, a pertinência dessas passagens. Nesse sentido, o acompanhante pode ser confundido com porteiros, policiais, cobradores de pedágio, seguranças, tutores, câmeras, espiões, sombra, zagueiro etc. O AT também pode ser confundido com uma função de cuidado serviçal. Nesse caso, alguém que cuida do espaço sem que quem deveria ser acompanhado se

---

[47] GRUPO TRAMA, 1997, p. 125.

implique em tais atividades: babá, empregada doméstica, motorista, garçom, cozinheiro, cuidador, dama de companhia, garoto ou garota de programa etc.[48] Claudia Cristina Trigo Aguiar nos apresenta um relato de um outro lugar — lugar de mãe ou irmã — que ela acabou por ocupar em um caso que acompanhava, o caso do Pedro. Fala ainda da experiência de ter que circular por novos lugares, necessidade que se impôs ao próprio AT para que a atividade clínica viesse a se realizar:

> A construção de algo no AT é consequência do sair dessas capturas, desses lugares que entramos por questões pessoais (diria que não somente pessoais, mas também institucionais, logo sociais e políticas) e que se referem a vivências carregadas e fortemente condensadas do paciente. Assim como Pedro e eu deslocávamo-nos pela rua, era preciso agora me deslocar para outro lugar, podendo me oferecer como outra diferente de sua mãe e irmã em relação a quem ele vive como aprisionantes.[49]

Essa experiência de circulação de um lugar a outro é, então, o que há de mais fundamental no AT. Porém essa experiência de circulação não pode ser confundida com a permanência em um circuito fechado. A circulação é, assim, uma experiência de desvio, de produção e de criação que engendra o próprio circuito através do ato de circular. Desta feita, pode-se dizer que o AT funciona em um circuito aberto e na criação dessa própria abertura, tendendo sempre para tal abertura como uma experiência de deriva.

Vejamos, portanto, o que a experiência de deriva ou de desvio pode nos oferecer. O que faz desviar, o que cria um desvio é sempre um encontro; um esbarrão, um tropeço. O surgimento de uma nova imagem, de uma nova paisagem, de um novo horizonte é sempre encontro, isto é, é acontecimento. Quando algo acontece, um sentido se coloca, porém também pode-se dizer que, quando

---

[48] Trago esses exemplos, tanto da função de vigilância quanto de cuidado serviçal, das minhas experiências enquanto acompanhante. Todas essas são figuras pelas quais já fui muitas vezes confundido no exercício da prática, tanto por quem acompanha quanto por seus familiares e conhecidos. De qualquer forma, é em boa parte das vezes, através da desmistificação dessas atribuições confusas de função, que a confiança e a possibilidade de um trabalho clínico efetivo vão sendo conquistados.

[49] SERENO; AGUIAR; MENDONÇA, 1991, p. 69-70.

um sentido se coloca, algo acontece. Aporia que é a própria experiência de desvio. Assim, há desvio quando algo acontece e o que acontece é sempre o surgimento do sentido. Vamos, portanto, à filosofia circular um pouco sobre esses conceitos para que possam ser aproximados da clínica.

A palavra "acontecimento" é utilizada como conceitos tanto por Deleuze quanto por Derrida. Este último relaciona o conceito de acontecimento ao impossível. Não que um acontecimento seja impossível de acontecer, porém só há acontecimento se um possível salta do impossível de forma sempre surpreendente, um possível incalculável, imprevisível, incondicionado. É o que Nietzsche já havia notado: "Em cada ínfimo instante há em nós uma necessidade de acontecimento. Se pudéssemos conhecê-la, poderíamos atribuir-lhe em cada caso o nome do dever incondicionado..."[50] Um acontecimento que fosse possível, que fosse previsto, calculável, antecipável ou condicionado não mereceria esse nome. A ideia é de que só o impossível acontece, já que o possível apenas se repete.

> Quando o impossível *se faz* possível, o acontecimento tem lugar (possibilidade *do* impossível). Nisso consiste mesmo, de modo irrefutável, a forma paradoxal do acontecimento: se um acontecimento é apenas possível, no sentido clássico da palavra, se ele se inscreve em condições de possibilidade, se outra coisa não faz senão explicar, desvelar, revelar, realizar o que já é possível, então, não é mais um acontecimento. Para que um acontecimento tenha lugar, para que seja possível, é preciso que seja, como acontecimento, como invenção, a vinda do impossível. Eis aí uma pobre evidência, uma evidência que nada mais é do que evidente. É ela que nunca terá deixado de me guiar, entre o possível e o impossível. É ela que terá me levado tantas vezes a falar de *condições de impossibilidade*.[51]

Reconhece-se aí uma luta, uma batalha ou talvez mesmo uma guerra contra toda a história da filosofia onde o possível sempre foi visto como *um-ser-em-potência*, como a simples encarnação de ideias pré-dadas, como a realização de algo que pode acontecer

---

[50] NIETZSCHE, 2005, p. 98.
[51] DERRIDA, 2004, p. 279.

ou não. Um acontecimento de tal tipo, que se escreve em condições de possibilidade, seria como que um acontecimento menor ou mitigado, um acontecimento que nem mereceria ser chamado assim, pois seria o acontecimento do mesmo. De outra forma, o acontecimento em que Derrida insiste, o acontecimento que mereceria esse nome, é sempre a chegada de um outro, um outro que visita sem convite, que surge em sua urgência, sem aviso, sem que a casa esteja preparada, sem que as condições para o seu surgimento estejam dadas. Acontecimento como a necessidade irresoluta do que já não tem mais como não vir ao encontro, mesmo que ainda totalmente desconhecido. Um acontecimento que se dá em *condições de impossibilidade.*

> A impossibilidade não é, portanto, o simples contrário do possível. Ela parece somente se opor, porém dá-se do mesmo modo à possibilidade: atravessa-a e deixa o rastro de seu rapto. Um acontecimento não mereceria o seu nome, não faria nada acontecer se outra coisa não fizesse senão desenvolver, explicar, atualizar o que já era possível, ou seja, em suma, se se resumisse a desenvolver um programa ou a aplicar uma regra geral a um caso. Para que haja acontecimento, certamente é preciso que ele seja possível, mas também que haja uma interrupção excepcional, absolutamente singular, no regime de possibilidade; é preciso que o acontecimento não seja *simplesmente* possível; é preciso que não se reduza a explicação, ao desenvolvimento, à passagem ao ato de um possível. O acontecimento, se há, não é a atualização de um possível, uma simples passagem ao ato, uma realização uma efetuação, a concretização teleológica de uma potência, o processo de uma dinâmica que depende de "condições de possibilidade". [...] *É preciso,* portanto, que o acontecimento se anuncie também como impossível ou que sua possibilidade seja ameaçada.[52]

Com Derrida a clínica-acontecimento pode experimentar uma variação, e surgir como clínica-impossível. Isso não se assemelharia a tantas experiências que vivenciamos em processos clínicos? E certamente diria respeito àquelas situações, tão comuns, onde um

---

[52] DERRIDA, 2004, p. 281.

novo trajeto irrompe — como um impossível desvio — do meio de um oceano de possíveis esgotados, de potências murchadas, de possibilidades insossas em que os acompanhados se encontravam. A clínica-acontecimento será sempre uma clínica-impossível. Era essa ideia que já surgia anônima nos muros de Paris em Maio de 68: *SEJAMOS REALISTAS, QUEIRAMOS O IMPOSSÍVEL.*

Já em Deleuze, o acontecimento aparece vinculado ao sentido. "Não perguntaremos, pois, qual é o sentido de um acontecimento: o acontecimento é o próprio sentido"[53]. O acontecimento puro é o que se extrai de um acontecimento acidental, ou seja, é o sentido de um estado de coisas. É a contraefetuação de algo que se efetua em um estado de coisas. Essa é uma distinção importante que Deleuze estabelece através dos estoicos: o que é, por um lado, corporal, estado de coisas, acidente, profundidade, causa, existente; e, por outro, o que emana como incorporal, efeito, superfície, acontecimento, sentido, insistências e subsistências. O acontecimento é, portanto, o sentido, que não se confunde jamais com um estado de coisas. No entanto não o sentido como uma designação de significados a posteriori, e sim como a necessidade própria do acontecimento, insistência que extrai o acontecimento dos estados de coisas. Segundo um comentador de Deleuze,

> [...] o conceito de acontecimento nasce de uma distinção de origem estóica: "não confundir o acontecimento com sua efetuação espaço-temporal num estado de coisas" (*Logique du Sens,* 34). Dizer que "o punhal corta a carne" é exprimir uma *transformação incorporal* que difere em natureza da *mistura de corpos* correspondente (quando o punhal corta efetivamente, materialmente a carne) (*Mille Plateaux,* 109). A efetuação dos corpos (encarnação ou atualização do acontecimento) gera apenas a sucessão de dois estados de coisas, antes-depois, segundo o princípio da disjunção exclusiva, ao passo que a linguagem recolhe a diferença desses estados de coisas, o puro instante de sua disjunção: ocorre-lhe realizar a *síntese disjuntiva* do acontecimento, e é essa diferença que faz *sentido.*[54]

---

[53] DELEUZE, 1998, p. 23.

[54] ZOURABICHVILI, 2004, p. 16.

O acontecimento é o exprimível da passagem de um estado de coisas a um outro estado de coisas, porém o acontecimento ou o exprimível não se reduz de forma alguma a nenhum desses dois estados. Desvio, sentido, acontecimento são nomes atribuídos aos efeitos de passagem, porém toda a questão do acontecimento é a de como ser digno justamente d'*isso* que acontece. Se, por um lado, o acontecimento é o que se dá em detrimento de quem o recebe, como algo que vem totalmente de fora e o arrasta, por outro lado, podemos ser indignos do que nos acontece negando-o. Receber o que acontece como indevido é a tarefa enfadonha do ressentimento. O que importa quando se trata de acontecimento é, portanto, a questão ética que transforma uma vontade ressentida que maldiz o acontecimento em uma vontade que passa a querer o aconteci-mento. Deleuze cita Joe Busquet: "A meu gosto da morte, que era falência da vontade, eu substituirei um desejo de morrer que seja a apoteose da vontade"[55]. Essa distinção da vontade em relação ao acontecimento poderia ser um bom critério para discernir a saúde da doença na clínica; de qualquer forma, essa distinção nos dá indicações de uma direção a seguir. Deleuze chama essa mudança na direção da vontade de "intuição volitiva ou transmutação"[56] e depois comenta:

> Desse gosto [morte como falência da vontade] a esse desejo [desejo de morrer que seja apoteose da vontade], nada muda de uma certa maneira, salvo uma mudança de vontade, uma espécie de salto no próprio lugar de todo o corpo que troca a sua vontade orgânica por uma vontade espiritual, que quer agora não exatamente o que acontece, mas alguma coisa *no* que acontece, alguma coisa a vir de conformidade ao que acontece segundo as leis de uma obscura conformidade humo-rística: o Acontecimento.[57]

A clínica como uma transmutação: um salto no mesmo lugar, ao mesmo tempo, simples e difícil; salto que faz o peso, o mau humor e a tristeza girarem uma volta completa em torno de si e se

---

[55] DELEUZE, 1998, p. 152.

[56] DELEUZE, 1998, p. 152.

[57] DELEUZE, 1998, p. 152.

revelarem leveza que descarrega, humor que ri e alegria trágica. E, se se diz que tal salto é difícil, é somente no momento que antecede a transmutação, no momento de esgotamento dos possíveis e permanece árduo, repetitivo, pesado até o último instante — a vontade, a cada acontecimento, ela o maldiz, maldizendo-se a si mesma, uma espécie de mau gosto ou gosto ruim; todavia, após a transmutação, no momento seguinte ao acontecimento-impossível, tudo se torna simples; a simplicidade do que quase não se lembra mais, de *um era* que, se é lembrado, é somente para esquecer ou rir, de *um era* que, por força ativa de esquecimento, libera espaço para novos encontros e novas formas de vida. Um novo nascimento, uma nova concepção de si, uma gênese estática ou uma imaculada concepção. "Que haja em todo acontecimento minha infelicidade, mas também um esplendor e um brilho que seca a infelicidade e que faz com que, desejado, o acontecimento se efetue em sua ponta mais estreita, sob o corte de uma operação, tal é o efeito da gênese estática ou da imaculada concepção"[58].

Porém, agora é necessário que eu, como at, faça com que esse passeio pela filosofia se desvie e pegue novamente os caminhos do próprio AT. Desse passeio guardemos o conceito de acontecimento para que se junte à afirmação primeira, seja ela:

> *o AT é uma forma de fazer clínica, assim como a forma que a clínica se faz.*

Quando nos pomos no espaço para percorrê-lo — e fazemos isso evidentemente como um modo de operar a clínica —, passamos sucessivamente por diversos estados de coisas. Vamos do quarto à sala, de casa a um ponto de ônibus, do ponto ao próprio ônibus, do ônibus a uma lanchonete, da lanchonete a um sabor, de um sabor ao dinheiro, do dinheiro a um banco... as séries seriam incontáveis, ainda mais se imaginarmos que, entre uma coisa e outra, ainda há uma multiplicidade incalculável de estados a serem considerados e interligados em suas passagens. O AT é isso: esse passeio entre estados que ora se dão em regimes mais concretos de coisas, ora em regimes mais abstratos de pensamentos e imaginações, ora em regimes mais sensório-perceptivos, ora em regimes de afetos

---

[58] DELEUZE, 1998, p. 152.

e sentimentos, ora em regimes mais conscientes, ora em regimes menos conscientes. Regimes esses que se misturam na complexidade de uma simples saída à rua.

Todavia, esse passeio, essa deriva adquire sentido. O sentido que surge das passagens faz com que esses passeios façam diferença. Que essas saídas encontrem uma saída. Tal operação que se faz justamente no meio dos estados de coisas, e que pode ser nomeado como acontecimento, diz da dimensão propriamente clínica, ou seja, de como a clínica se faz: AT na segunda acepção de nossa afirmação, o *modus operandi* da clínica. Pois é acompanhando a pessoa em seu passeio que acompanhamos também o surgimento do sentido, e mais fundamentalmente as mudanças de sentido. O advento do sentido através do passeio entre as coisas é também um passeio entre os sentidos.

Aqui vale lembrar que o passeio do AT é um passeio que vai colocando lado a lado fragmentos para que formem, em conjunto, paisagens parciais, incompletas, inacabadas... Nenhum desses fragmentos pode ser considerado a priori centralizado ou centralizador, pois, se assim o fosse, todos os outros fragmentos se arrastariam para constituir a mesma e repetitiva paisagem. Engendram-se, portanto, lado a lado, um fragmento de rua, outro de cor, outro de barulho, outro de afeto, outro de memória... todos eles concorrendo em paisagens que vão derivando de sentido conforme novos fragmentos ou novos rearranjos desses fragmentos reconfiguram a paisagem.

Há, assim, uma concepção de subjetividade que funciona sempre por superfície, por território, por ilhas, sejam elas oceânicas ou vulcânicas[59]. Uma subjetividade assim é entendida como conexão-desconexão, não como profundidade ou como interioridade. E é isso que o AT evidencia ao se colocar em um plano de superfície, em passagens entre pontos de uma superfície, de um mapa, ao se colocar ao lado da criação dessas superfícies e desses mapas. E, assim como a superfície não é interioridade, também não é exterioridade, funciona muito mais como uma sobreposição de superfícies que se destacam ou se misturam a outras, sempre criando novas superfícies. São superfícies móveis. A oposição

---

[59] DELEUZE, 1950.

interior-exterior não se coloca mais na superfície, pois trocamos agora o par interior-exterior por uma dinâmica entre conexão e desconexão. A desestabilização da oposição interior-exterior é uma das primeiras conclusões a que chega o at imaginário criado por Rolnik:

> De repente nosso at virtual parece ter encontrado uma pista do seu problema: interno e externo talvez não sejam apenas espaços, nem apenas representáveis, mas muito menos e muito mais que isso. Decide aventurar-se por essa via. Tentará deslocar-se de modo a explorar o interno e o externo para além de uma perspectiva meramente espacial.[60]

Acompanhar o acontecimento e saber que, ao acompanhar uma pessoa pelos seus passeios, estamos nos colocando fora da oposição interior-exterior e que, sendo assim, nos encontramos em uma superfície horizontal à espreita dos próprios acontecimentos: talvez seja a primeira e mais importante sabedoria do at. Uma calma do at. "Nosso personagem aprendeu que no delicado acompanhamento desse processo é preciso ser cauteloso, para não abafar com excesso de falatório aquilo que o desajeitamento anuncia"[61]. Situando, portanto, o AT na circulação pelos estados de coisas, pode-se apreender um modo de fazer clínica que não se separa do espaço que percorre. Contudo, é possível ver surgir, não dos estados de coisas propriamente dito, mas sim das passagens de um estado de coisas a outro, o acontecimento ou o sentido e, com isso, é possível também flagrar o AT como o modo de a clínica se fazer.

Desta feita, pode-se intuir também uma outra espacialidade e uma outra temporalidade que não pode mais ser medida a olho nu, que não pode mais ser vista nem nas extensões nem nas idades das coisas. "Apropriamo-nos, inicialmente, da rua concreta e dos espaços vazios deixados pelas instituições (os fins de semana, por exemplo), para iniciar a demarcação de nosso território que agora, talvez, já se possa ampliar para outros foras"[62].

---

[60] ROLNIK, 1997, p. 85. Suely anuncia aqui a temática do próximo item deste livro. É que será necessário distinguir duas concepções de tempo, assim como duas concepções de espaço.

[61] ROLNIK, 1997, p. 93.

[62] GRUPO TRAMA, 1997, p. 125.

Agora lançarei a interrogação sobre a espacialidade e a temporalidade dessa operação clínica entendida enquanto acontecimento. A pergunta passa a ser *onde e quando a clínica-acontecimento se dá?* Ou, retomando afirmação-chave deste livro, se o AT enquanto dispositivo nos coloca imediatamente no espaço e no tempo constituídos, o AT enquanto modo da clínica se dá em que tempo e em que espaço?

ONDE E QUANDO ALGO ACONTECE – A ABERTURA INTENSIVA DO ESPAÇO-TEMPO

Gostaríamos de emprestar de Bachelard essas palavras e transpô-las ao AT, espécie de "instalação" móvel, poética, uma forma de arte que abandonou o suporte convencional e técnico [...], o setting, passando a uma esfera etérea de intervenção que brinca com o próprio ente espacial, que abre brechas no espaço codificado, inventando uma nova relação. "Venha, amigo, no aberto..." (como diz Holderlin em Promenade à la campagne)

(Anna Aguilar – Acompanhamento terapêutico: a filosofia como ponto de partida)

Prosseguindo nas questões que o AT nos coloca: agora questões sobre a localidade e a temporalidade em que tal prática ocorre. O *setting* do AT é *aberto*, dando-se em qualquer lugar, ou ao menos qualquer lugar é um potencial clínico para o AT; seu tempo varia de acordo com situações, necessidades, contratos... o que faz com que um AT possa variar de minutos de atendimento até dias inteiros. "Propor-se à desmontagem dos clichês, dos saberes consagrados e se lançar em um espaço aberto de atuação, sem fronteiras demarcadas e sem medidas prévias de tempo, tem sido o desafio nesse campo"[63]. Diante disso, pode-se perguntar: que espaço clínico é esse que não se dá em um local fixo, predeterminado, podendo se dar em qualquer lugar? Que tempo é esse em que não se obedece a uma única e exclusiva lógica, e sim a várias lógicas simultâneas? Esse tempo e esse espaço dizem respeito unicamente à prática do AT? Ou, voltando à nossa afirmação de que, além de um modo de fazer clínica, o AT é o modo pelo qual a clínica se faz, pode-se, levando em conta a desestabilização do tempo e do espaço provocada pelo AT, pensar em uma temporalidade e uma espacialidade própria da clínica, isto é, da clínica enquanto acontecimento?

---

[63] PALOMBINI, 2004, p. 24.

Antes desta discussão quero enfatizar uma posição em relação ao espaço. Sabemos que, na história da clínica, a subjetividade e a sua produção muitas vezes foram enfatizadas pelo seu aspecto temporal, porém o que quero afirmar é a produção de subjetividade também em seu aspecto espacial, ou melhor, em um complexo espaço-tempo inseparável e, talvez, até mesmo indistinguível. Obviamente, quando falo em espaço-tempo na clínica-acontecimento, já não falo do tempo cronológico, assim como também não falo de espaço métrico.

Retornemos, todavia, às questões levantadas pelo AT sobre sua temporalidade e sua espacialidade próprias, assim como sobre a reflexão que ele pode lançar a outras práticas clínicas.

Para começar a falar de tais questões, usarei a noção de *abertura intensiva*. A abertura intensiva corresponde ao que estou chamando de clínica-acontecimento. E abertura tem o seguinte sentido: uma desestabilização que dá a ver, falar e sentir coisas novas. Abertura intensiva é, portanto, um acontecimento, uma instância de trânsito ou de passagem entre dois pontos determinados, é um meio entre caminhos. Uma abertura é algo que ainda não tem forma, pois é a própria desestabilização das formas, portanto afirmarei que a abertura se insere em uma dimensão *u-tópica*[64] do espaço, ou que toda abertura se abre em uma utopia.

Todavia, a abertura intensiva não abre somente o espaço para uma outra espacialidade, abre também o tempo para uma outra temporalidade. Ela é um instante, um momento, mas um momento que não se confunde mais com a história, distinguindo-se dela sob o modo do intempestivo. Nesse sentido, caminha Aguilar falando da experiência do AT: "...chegaríamos, então, à possibilidade de que no AT, o at ficasse à espreita de que, de algum modo, num desses momentos de surgimento da defasagem entre o tempo vivido e o tempo objetivo, por meio de um contato feliz, um ***acontecimento*** inaugurasse o sentimento do real"[65].

---

[64] A utopia da qual falo está livre de todo o caráter ideal que essa palavra comumente carrega. Retenho, como sentido de utopia, apenas sua instância de um lugar ainda não existente, de um lugar a ser construído; assim como a dimensão de impulso de quem se lança em direção a um novo lugar, ou a este lugar que ainda está por se fazer.

[65] AGUILAR, 1997, p. 195.

Portanto, é em uma abertura intensiva do tempo e do espaço que vemos a clínica se manifestar como um acontecimento. A clínica, todavia, como uma imagem do espaço e do tempo. Passos e Benevides falam dessa característica espaçotemporal da clínica. Segundo eles, a clínica é

> [...] necessariamente utópica e intempestiva. Essas duas figuras, uma do espaço (utopia) e a outra do tempo (intempestividade), se entrelaçam pela característica comum da instabilidade. Pois a clínica não está nem completamente aqui nem completamente agora, sob o risco de ser acusada de adaptacionista, utilitária, ortopédica. Entretanto, não podemos também dizer que ela seja uma clínica de lá ou do passado, sob o risco de aprisionar as forças produtivas do desejo seja nas estruturas arqueológicas, seja na história. Se a clínica não está aqui, nem está lá, é porque se localiza em um espaço a ser construído. Nesse sentido, podemos dizer que ela habita uma utopia, uma vez que é pela afirmação de um não-lugar (utopos) que ela se compromete com os processos de produção de subjetividade. Assim é que ela também não pode ser uma ação do presente ou do passado. Sua intervenção se dá num tempo intempestivo, extemporâneo, impulsionado pelo que rompe as cadeias do hábito para constituição de novas formas de existência.[66]

A ideia de intempestivo — ou extemporâneo, ou ainda inatual[67] — aparece nas primeiras obras de Nietzsche, ou o que pode ser chamado de suas obras da juventude. O autor, na *Segunda consideração intempestiva*[68], vê no excesso de conhecimento acumulado

---

[66] PASSOS; BENEVIDES, 2001, p. 91.

[67] Ver também a ideia de Atual que Foucault lança em *A arqueologia do saber* (FOUCAULT, 1986). Parece que, apesar da oposição entre os nomes, a questão de um tempo disruptivo se coloca tanto no Inatual de Nietzsche quanto no Atual de Foucault, ambos vêm diferenciar o devir do ser, buscando as forças do tornar-se.

[68] Utilizarei aqui somente a *segunda consideração intempestiva*, pois nela Nietzsche posiciona a intempestividade em relação à história, o que parece mais pertinente a este livro. Na *primeira consideração intempestiva*, o posicionamento é em relação à cultura alemã, representada pela grande repercussão que David Strauss desfrutou em sua época (NIETZSCHE, 1988). Na *terceira consideração intempestiva*, o posicionamento vai contra os estabelecimentos de ensino, fazendo um elogio a Schopenhauer como um novo tipo de educador (NIETZSCHE, 2002a). E, na *quarta consideração intempestiva*, o posicionamento critica a forma como a arte é concebida, elogiando Wagner (NIETZSCHE, 1970a).

através da história, a razão da decadência do homem moderno, sua terceira idade, uma velhice da humanidade. A ideia de intempestivo surge, portanto, em oposição ao uso excessivo da história. Contra tal acúmulo histórico, Nietzsche lança mão de forças da juventude que entende como forças inovadoras. O que Nietzsche pretende é subordinar o conhecimento ou a ciência à vida, ao contrário do que identifica ser comum em sua época, ou seja, uma vida subordinada ao conhecimento. O que entra em jogo aqui é a potência criativa da vida, uma criação que não necessita da história, melhor dizendo, uma criação que é posta em risco quando a história e todo o acúmulo de conhecimento se tornam os donos do jogo. Uma criação que irrompe do meio da história como que contra o seu próprio desenvolvimento causal e lógico. Com isso a vida em sua intempestividade ganha, nas palavras do autor, um caráter *a-histórico* ou *supra-histórico*. Pode-se dizer que há aí um tempo que se produz por irrupções, um tempo vulcânico, sem tradição, jovem, pois é nas brechas da história, proveniente de uma potente força da natureza, que ele advém. Tal temporalidade, disruptiva em sua emergência, traz consigo a marca radical da diferença pura, do outro, do estrangeiro e, como parece interessante pensar, a marca da criação. Como diz Derrida, "o acontecimento não tem nada a ver com a história, se se entende história como processo teleológico. Ele deve de uma certa maneira interromper esse tipo de história"[69].

A clínica-acontecimento se dá temporalmente como irrupção disruptiva, como uma potência *a-histórica* ou *supra-histórica*, sempre emergente, acionada num processo de devir. Através de Deleuze, na *Lógica do sentido*, pode-se pensar o *puro devir* como um processo paradoxal. A série *Do puro devir* abre o livro versando tanto sobre o conceito de devir como sobre o estatuto do paradoxo que se opõe, de uma só vez, tanto ao bom senso quanto ao senso comum. Trazer o paradoxo para o nosso passeio pelos conceitos é importante, pois a temporalidade própria à clínica-acontecimento só pode ser pensada como um paradoxo do tempo, ou seja, uma temporalidade inconcebível para o bom senso ou para o senso comum. Quanto a isso, Deleuze expõe: "O paradoxo é, em primeiro lugar, o que destrói o bom senso como sentido único, mas, em seguida, o que

---

[69] DERRIDA, 2004, p. 281.

destrói o senso comum como designação de identidades fixas"[70]. Ao se colocar fora do bom senso, o autor está se referindo à afirmação de dois sentidos ao mesmo tempo. Ou seja, na ideia de devir, o presente perde a sua espessura fazendo com que o antes e o depois se encontrem em uma identificação infinita. São ambos afirmados no mesmo processo e em um só lance. O *tornar-se*, portanto, é a figura do processo de devir que se põe, em um mesmo instante, para aquém ou além — pouco importa — do que *já foi* e do que *ainda será*, ou seja, do passado e do futuro. Deleuze, para tornar mais compreensível o processo de devir, evoca as aventuras vividas por Alice nas obras de Lewis Carroll[71].

Alice, em vários momentos de suas aventuras, tem a experiência de crescer ou de diminuir demais. Anteriormente a qualquer interpretação dos significados possíveis de tais vivências, Deleuze tenta focar sua leitura na própria experiência de *tornar-se*, em um *acontecimento puro*. Lembra-nos que é, ao mesmo tempo e em um só acontecimento, que Alice se torna maior do que era e menor do que será, afirmando os dois sentidos. Não que ela seja maior e menor ao mesmo tempo, porém é em *um mesmo tempo* que ela *se torna*, que ela avança em um processo de devir não lhe permitindo, ao menos nesse instante em que avança, uma identidade personológica clara. Esse processo é um movimento de furtar-se ao presente, que arrasta o passado e o futuro por um vácuo que os mistura em uma identificação infinita, recriando-os a cada acontecimento. Devir, portanto, é um processo intempestivo que, apesar de não dever nada ao passado nem ao futuro, avança arrastando-os, recriando-os, dando-lhes novos sentidos. "O sentido do devir precisa ser cumprido, alcançado e completado a todo instante"[72]. Enfim, contra o bom senso, o devir se diz do passado e do futuro não mais como encadeamentos causais relativos a um presente espesso, mas como instâncias a serem criadas no próprio acontecimento, a serem afirmadas em uma duplicidade de sentidos.

Seguindo o caminho, colocar-se fora do senso comum diz respeito à quebra das identidades fixas. É o que se dá com a afirmação

---

[70] DELEUZE, 1998, p. 3.

[71] Ver CARROLL, 2002.

[72] NIETZSCHE, 2005, p. 263.

dos dois sentidos, ou com a chamada identificação infinita. Trata-se de um jogo de inversões dos sentidos, que acontece no próprio instante em que o presente deixa um vácuo ao se furtar. Um processo que funde os sentidos ao mesmo tempo que os lança novamente recriados. No limite, é a própria identidade fixa que cai por terra.

Isso é importante para refletir sobre a temporalidade clínica como intempestiva, não dependente da história, e para considerar a impessoalidade desse instante ou sua propriedade autoconstitutiva. Deleuze, na época em que escreveu a *Lógica do sentido*, se encontrava de alguma forma envolvido com ideia de contribuir para a psicanálise[73] e usou a noção negativa de perda do nome próprio para pensar essa impessoalidade. Segundo ele, as inversões de sentidos, presentes na identificação infinita, fazem com que os substantivos e os adjetivos se desmanchem nas velocidades dos *verbos de puro devir*. Os substantivos e os adjetivos são entendidos como paradas em um processo contínuo, paradas ou lentificações, que permitem que as identidades se realizem. Já os verbos tendem a dissolver as identidades sólidas que os substantivos e adjetivos carregam junto a si.

Essa imagem do tempo — disruptiva, emergente, sem espessura etc. — é chamada por Deleuze, ainda na *Lógica do sentido*, de *Aion*. Aion em oposição a Cronos; presente sem espessura de Aion versus presente espesso de Cronos. Esse presente espesso pode se alargar em presentes cada vez maiores até recobrir todo o passado e o futuro, fazendo do passado e do futuro instâncias sempre relativas ao presente.

> Esse tempo morto, que de certa forma é um não--tempo, batizado também como "entre-tempo", é Aion. Nesse nível, o acontecimento não é mais apenas a diferença das coisas ou dos estados de coisas; ele afeta a subjetividade, insere a diferença no próprio sujeito. Se chamarmos acontecimento a mudança na ordem do sentido (o que fazia sentido até o presente tornou-se indiferente e mesmo opaco para nós, aquilo a que agora somos sensíveis não fazia sentido antes), convém concluir que o acontecimento não tem lugar no tempo, uma vez que afeta as condi-

---

[73] No prefácio do livro, escreve o autor: "este livro é um ensaio de romance lógico e psicanalítico" (DELEUZE, 1998, prefácio).

> ções mesmas de uma cronologia. Ao contrário, ele marca uma *cesura*, um *corte*, de modo que o tempo se interrompe para retomar em um outro plano (daí a expressão "entre-tempo").[74]

A distinção entre Aion e Cronos corresponde àquela outra divisão estoica mencionada anteriormente a respeito do acontecimento: Cronos representa o tempo contínuo dos estados de coisas, o tempo existente, enquanto Aion representa o tempo parado ou em velocidade infinita dos acontecimentos, sendo o tempo insistente ou subsistente dos incorporais.

Aion será, portanto, o nome positivo da temporalidade clínica. A temporalidade que, parada, faz toda a diferença, faz todo o sentido. Nunca se confundirá essa temporalidade do acontecimento — com tudo o que ela possui de clínico — com os contratos que determinam, no caso do AT, a quantidade (cronologia) de tempo que passaremos com o paciente, seja meia hora, uma hora ou um dia inteiro. Isso porque Aion é um tempo que irrompe do meio — mas um meio que é um fora — da cronologia. A clínica-acontecimento não se dá pela marcação desse tempo cadenciado, mas sim pela produtividade e pela criação que emergem em um instante qualquer — instante que, de qualquer forma, o relógio não marca nem diz quando.

Nesse sentido, vale a pena trazer a descrição de um acontecimento vivido por uma at e relatado por Peter Pál Perbert em *A Nau do Tempo-Rei*. Esse relato pode nos oferecer um exemplo de uma temporalidade aionica dissolvendo uma temporalidade cronológica. É o caso da *rapsódia húngara*:

> Um judeu-húngaro, refugiado de guerra, encontra-se nas cercanias de um parque de grande afluência; de repente, se vê ilhado junto a um famoso monumento erigido em homenagem à fundação de São Paulo. Cercado de carros e buzinas de todos os lados, o personagem não se abala: parece alheio à batalha da cidade, numa postura de altiva dignidade, que faz a velocidade parecer loucura, a pressa deselegância, o ruído desatino, o mundo névoa-nada. Na sua soberba

---

[74] ZOURABICHVILI, 2004, p. 25-26.

quase socrática, transforma uma ilha plantada no meio da avenida em mirante privilegiado: de lá, lança sobre o torvelinho da cidade o seu sábio desprezo e pode enxergar, no formigamento humano circundante, apenas uma estranha afobação.[75]

Esse momento, essa parada de Lászlo, o judeu-húngaro, nos leva a refletir sobre o tempo, abrindo a perspectiva para um tempo parado, instantâneo, aionico, o que nos levanta uma série de questões. E assim prossegue Pelbart:

> A gagueira de Lászlo, a semiparalisia do corpo, a lentidão do gesto no toque do dinheiro, sua parada final ao lado do monumento, tudo isso faz pensar numa câmera lenta de minúsculas brusquidões, ou numa fotografia tremida, ou num disco riscado, em suma, numa espécie de frustração do movimento. Pareceriam tentativas de greve contra um certo ritmo, contra uma certa velocidade, contra uma certa corrida do tempo, talvez contra uma idéia do Cazuza de que o tempo não para. E se Cazuza não tivesse razão? E se fosse possível de vez em quando parar o tempo, construindo pequenas barricadas contra sua impetuosidade, contra a violência intrínseca ao frenético regime temporal vigente? E se Lászlo fosse, como tantos outros loucos nossos, um grevista a mais, pertencente a esse movimento "político" muito disseminado mas pouco visível, que opera através de paralisações parciais, descontinuidades, greves brancas, operações tartaruga, pequenas sabotagens em que se coloca em xeque certa economia do tempo?[76]

Não discutirei, neste momento, a visão política que o texto nos apresenta; ficarei apenas com os perceptos desse relato, que nos oferecem uma visão bastante intensa da operação temporal de Aion, do corte que produz, da fissura que instaura e da desestabilização que convoca. Destacarei apenas a vinda insólita do sentido em meio a uma abertura intensiva. O que acontece, pela sua simples presença intensificante, é um desvio. Todavia, não se

---

[75] PELBART, 1993, p. 65.

[76] PELBART, 1993, p. 65-66.

pode deixar de reconhecer, nesse relato, a forma AT desse desvio. É a at que proporciona, junto a Lászlo, essa experiência de desestabilização do tempo e também do espaço.

Pode parecer, à primeira vista, uma estranha intervenção levar um judeu-húngaro que sofreu toda a desterritorialização provocada pela perseguição nazista a um monumento que, não se pode deixar de ressaltar, diz respeito ao desbravamento de novos territórios feito pelos bandeirantes; um monumento que, em sua imponente enormidade, revela justamente essa força de desbravamento necessária à vida desse personagem, que teve que buscar novos mundos para sobreviver e que talvez ainda busque. É um monumento que se encontra no entroncamento de enormes avenidas paulistas, configurando, com a grandeza e imponência de uma cena onde se misturam bravos homens e cavalos majestosos, ele mesmo, enquanto presença, um intervalo na própria cidade moderna de carros velozes e homens atarefados.

Essa intervenção — chegar a esse monumento, que, diga-se de passagem, não é nada fácil por conta das grandes avenidas que o circundam — apresenta uma abertura: uma abertura espaçotemporal de Lászlo, porém em confluência com a abertura também espaçotemporal que tal monumento cria no meio da cidade. Esse encontro, esse estar ali que possibilita a abertura, é o que chamo de clínica-acontecimento. Começamos com um passeio pela cidade (dispositivo AT); todavia, acabamos circulando por outros mundos ainda inabitados (acontecimento clínico). A ação clínica do AT terá sempre a cidade como intercessor em suas intervenções e a abertura intensiva que arrasta o entorno em um instante, devolvendo-o reconfigurado. Pelbart nos fala dessa intervenção e de seu produto:

> A narradora, intrigadíssima com a imobilidade ilhada de Lászlo, ao lado do monumento onde ela o deixou depois de uma saída conjunta bem-sucedida ao Ibirapuera, restitui a esse senhor de mais de 50 anos uma certa dignidade, um encanto misterioso, um sentido que nos cabe um pouco adivinhar, desdobrar, construir, multiplicar.[77]

---

[77] PELBART, 1993, p. 66.

E o autor conclui falando exatamente do ato de acompanhar:

> Uma cidade é, por excelência, o espaço da ordenação e da regulação dos fluxos, fluxos de pessoas, viaturas, palavras, mercadorias, ondas de rádio e TV, dinheiro etc. Como conseguir que Lászlo, na sua insubordinação contra o sentido e a velocidade habitual desses fluxos, não só sobreviva, mas também manifesta sua densidade singular? Talvez entendendo que ele está tocando outra música, ou compondo um ritmo novo, ou inventando um instrumento inusitado. E aí, por mais que ele soe desafinado na orquestra da cidade, seria preciso "acompanhá-lo", musicalmente.[78]

Todavia, a abertura intensiva confere à clínica-acontecimento também uma figura de espaço, que foi definida anteriormente como um não lugar. Já se vislumbrava isso quando se entendia o devir como uma precipitação entre duas paradas, um processo em que o valor reside no tornar-se, e não mais no que se deixava de ser ou no que se tornaria. Nietzsche, ao falar da diferença entre um espaço constituído e outro tipo de espaço, afirma:

> Nossos sentidos nunca mostraram uma justaposição, mas sempre uma sucessão. O espaço e as suas leis humanas do espaço *pressupõem* a realidade de imagens, formas, substâncias e sua durabilidade, ou seja, nosso espaço se deve a um mundo imaginário. Não sabemos nada a respeito do espaço que pertence ao fluir eterno das coisas.[79]

Ao se falar de um espaço onde se encontra o "fluir eterno das coisas", não se está mais tratando do espaço enquanto forma constituída. O *entre-dois* pode ser agora a figura. Entre duas paradas, entre um lugar e outro, entre um momento e outro, entre a rua e o acompanhado, entre o acompanhado e o acompanhante, entre o acompanhado e ele mesmo, entre a rua e o acompanhante, entre um mundo e outro, entre as palavras e as coisas, entre os sujeitos e os objetos, entre..., entre..., entre... como diz o poeta:

---

[78] PELBART, 1993, p. 70.

[79] NIETZSCHE, 2005, p. 110.

Entre arco e flecha
Entre flecha e alvo
Entre alvo e treva
Entre treva e ocaso
Entre ocaso e terra
Entre terra e marte
Entre marte e perto
Entre parto e morte
Entre parte e parte[80]

A figura do *entre-dois* insiste como um espaço vazio ou um vazio de espaço, pois não pode ser identificado a nenhum dos dois termos dos quais é o meio. Os termos são apenas como as pontas mais extremas e endurecidas do espaço, onde tudo aparece claro e distinto. São os espaços da segurança e da referência, o espaço formado. Michel Serres apresenta uma bela passagem onde situa os termos como a ultrapassagem de dois limiares, sendo o espaço que se chama *entre-dois* o espaço que toca ao mesmo tempo esses dois limiares, como que numa *terceira margem de um rio*[81]. A esse lugar *entre-dois*, a essa terceira margem, ele dá o nome de *lugar mestiço*: lugar da perda de referência e de segurança, espaço onde o chão e o céu se misturam como se um corresse atrás do outro sem cessar:

> Ninguém sabe nadar de fato antes de ter atravessado, sozinho, um rio largo e impetuoso, um braço de mar agitado. Só existe chão em piscina, território para pedestres em massa. Parta, mergulhe. Depois de ter deixado a margem, você continuará durante algum tempo muito mais perto dela do que da outra à sua frente, tempo bastante, pelo menos, para que seu corpo se aplique ao cálculo e silenciosamente reflita que ainda pode voltar. Até um certo limiar, você conserva esta segurança: o mesmo que dizer que ainda não partiu. Do outro lado da aventura, o pé confia na aproximação, desde que tenha ultrapassado um

---

[80] ANTUNES, 2000, p. 30

[81] A terceira margem do rio é o título de um conto de Guimarães Rosa que está no livro *Primeiras Estórias*. O conto versa sobre o mesmo tema que estamos desenvolvendo. Ver ROSA, 1988.

> segundo limiar: você está tão próximo da margem que pode dizer que já chegou. Margem direita ou esquerda, não importa, nos dois casos: terra ou chão. Você não nada, espera para andar, como quem salta, decola e atinge o chão, mas não permanece em vôo. Ao contrário, o nadador sabe que um segundo rio corre neste que todo mundo vê, entre os dois limiares, atrás ou à frente dos quais quaisquer seguranças desapareceram: ali ele abandona toda referência.[82]

Espaço, portanto, sem referência, liso, onde nada indica um caminho previamente traçado. Espaço também pleno, onde qualquer caminho pode ser tentado, com a condição de que seja criado, inventado, engendrado, composto. Lugar mestiço que mistura os termos de uma relação; todavia, se os mistura, não é para depois recompô-los idênticos a si mesmos, e sim para que outros termos nasçam na deriva criadora imanente a um lugar mestiço.

Seguindo na compreensão do espaço, encontra-se, através de Foucault, uma outra imagem: Foucault, em *As palavras e as coisas*, entende esse espaço do entre-dois não como utópico, mas como heterotópico. O heterotópico, nessa pequena passagem de Foucault, confere ao que se vinha chamando de não lugar (utópico) uma figura mais positiva:

> As *heterotopias* inquietam, sem dúvida porque solapam secretamente a linguagem, porque impedem de nomear isso ou aquilo, porque fracionam os nomes comuns ou os emaranham, porque arruínam de antemão a "sintaxe", e não somente aquela que constrói frases – aquela menos manifesta, que autoriza "manter juntos" (ao lado e em frente umas das outras) as palavras e as coisas. [...] as heterotopias [...] dessecam o propósito, estancam as palavras nelas próprias, contestam desde a raiz, toda possibilidade de gramática; desfazem os mitos e imprimem esterilidade ao lirismo das frases.[83]

---

[82] SERRES, 1993, p. 11.

[83] FOUCAULT, 1987 b, p. XIII. Nessa passagem, Foucault faz uma oposição entre utopia e heterotopia. Como utiliza o nome "utopia" para designar o oposto do que se está pensando, neste estudo, com o mesmo nome, suprimi os momentos em que ele fala de utopia para evitar maiores confusões. De qualquer forma, acredito que é apenas uma questão de nomenclatura, pois o nome "heterotopia" que aparece nesse texto de Foucault corresponde ao nome "utopia" no presente texto.

Falava-se, com a ideia de utopia, de um não lugar; agora, com a ideia de heterotopia, pode-se falar de qualquer-lugar. Todavia, esse qualquer-lugar continua sendo um não lugar, pois o que o torna uma figura da clínica é sua indeterminação. As heterotopias são posicionamentos em relação aos quais todos "os outros posicionamentos reais que se podem encontrar no interior da cultura estão ao mesmo tempo representados, contestados e invertidos, espécie de lugares que estão fora de todos os lugares, embora eles sejam efetivamente localizáveis"[84]. E pode-se afirmar mais: não apenas são localizáveis, mas também vivíveis.

Obviamente, essa experiência de qualquer-lugar está presente nas vivências de ats, o que a torna bastante pertinente para a discussão. Essa vivência clínica do espaço como qualquer-lugar fica clara no caso relatado por Pelbart, onde as experiências vividas por Lászlo e sua acompanhante ocorrem no meio de uma praça pública. A parada de Lászlo e sua at remete a uma outra forma de abordar a imagem do espaço. Ela é apresentada por Deleuze em *Imagem e Tempo* como a noção de *espaço qualquer*. O que acontece a Lászlo e sua acompanhante na parada? Já se viu que o tempo é arrastado, apresentando-se como puro devir. Entretanto, não apenas o tempo é arrastado; o espaço também o é, e tudo na cidade que era rotineiro se desestabiliza, passando a funcionar como puros perceptos: situações óticas, sonoras, táteis...[85] puras, diria Deleuze: "Eis que, uma situação comum ou cotidiana, no curso de uma série de gestos insignificantes, mas que por isso mesmo obedecem, ainda mais, a esquemas sensório-motores simples, o que subitamente surgiu foi uma *situação ótica pura* [...] um encontro"[86].

As situações óticas e sonoras puras são situações de um espaço qualquer, do surgimento de um espaço qualquer. Trata se de um espaço que é abertura em relação a respostas sensório-motoras já dadas: entre um movimento e outro, uma indeterminação

---

[84] FOUCAULT, 1984 b, p. 415.

[85] Falarei apenas dessas três instâncias da dissolução do sensório-motor, pois são as que Deleuze menciona em *Imagem e tempo*. Nesse livro, Deleuze pensa o tempo por meio de uma articulação entre o cinema e a filosofia de Bergson. No entanto, se não se restringir ao cinema, nada impede que se estendam essas sensações puras ao paladar, ao olfato e também às sensações propriocep-tivas. As experiências psicóticas parecem corroborar o que se argumenta. Ver DELEUZE, 2018b.

[86] DELEUZE, 1990, p. 12.

se coloca. Já não existe mais uma resposta possível, muito menos provável, nada que a captação sensorial possa ordenar, nem que a ação motora possa realizar. É pura paralisia dos sentidos e dos músculos. Entretanto, no meio dessa paralisia, dessa abertura do espaço-tempo, algo se dá a ver, algo que já não é mais formado, que não tem contornos determinados, algo que mal pode ser chamado de "algo" como se fosse um estado de coisas: surgem perceptos, situações óticas, sonoras, táteis... puras. Letras e números verdes em movimento por toda a matrix. Nesse espaço, um espaço qualquer, com a suspensão de todo e qualquer esquema sensório-motor de representação e ação no mundo, ocorre o registro da vidência, a clareza dos perceptos, a clarividência, o sentido como próprio acontecimento, o acontecimento puro, a clínica. Vidência como efeito clínico: o que se via há pouco desaparece em uma névoa de esquecimento, e o que se vê vem claro, embora paradoxalmente sob a força da indeterminação[87]. Experiência delirante, porém um delírio do sentido. Experiência clínica, no entanto o delírio da clínica.

Foram abordadas diversas figuras de tempo-espaço — intempestivo, devir, aion, utopia, não lugar, entre-dois, lugar mestiço, heterotopia, qualquer-lugar, espaço qualquer — com o objetivo de desestabilizar as noções cronológicas do tempo e as métricas do espaço. O que precisa ser destacado, e o que as experiências do AT convocam a reconhecer, é que a clínica-acontecimento não pode ser delimitada por uma topologia e cronologia preconcebidas, sob o risco de se transformar em um especialismo ou em uma questão puramente técnica. Cabe ao at dar sustentação a esse espaço e tempo que se abrem em sua força intensiva. O papel do acompa-

---

[87] Bergson dá a esse momento o nome de liberdade: "Dizíamos que essa natureza podia ser considerada como uma consciência neutralizada e portanto latente, uma consciência cujas manifestações eventuais estariam reciprocamente em xeque e se anulariam no momento preciso em que quisessem aparecer. Os primeiros clarões aí lançados por uma consciência individual não a iluminam portanto com uma luz inesperada: essa consciência não faz senão afastar um obstáculo, extrair do todo real uma parte virtual, escolher e separar enfim o que interessava; e, se, por esta seleção inteligente, ela testemunha efetivamente que deve ao espírito sua forma, é da natureza que obtém sua matéria. Ao mesmo tempo, aliás que assistimos à eclosão dessa consciência, vemos desenharem-se corpos vivos, capazes, em sua forma mais simples, de movimentos espontâneos e imprevistos. [...] Assim, quer consideremos no tempo e no espaço, a liberdade parece sempre lançar na necessidade raízes profundas e organizar-se intimamente com ela. O espírito retira da matéria as percepções que serão seu alimento, e as devolve a ela na forma de movimento, em que imprimiu sua liberdade" (BERGSON, 1999, p. 290-291).

nhante é construir dispositivos que favoreçam essa experiência, viabilizando o mergulho em um mundo de intensidades ainda não formadas. Essa é sua verdadeira função clínica, realizada em contato direto com o *socius*. No entanto, viabilizar esse mergulho também pressupõe a construção de sustentação para um caminho de volta. Não é "desestratificando grosseiramente"[88] que se chega a uma experiência intensiva do tempo e do espaço. É importante manter dispositivos de retorno, não para o mesmo, mas para outras formas, para novas terras. O cuidado com o caminho não envolve apenas a ida, mas também a volta, como mencionado por Deleuze e Guattari, que, ao se referirem à desestratificação do organismo, da significância e da subjetivação[89], chamaram esse cuidado de prudência:

> É necessário guardar o suficiente do organismo para que ele se recomponha a cada aurora; pequenas provisões de significância e de interpretação, é também necessário conservar, inclusive para opô-las a seu próprio sistema, quando as circunstâncias o exigem, quando as coisas, as pessoas, inclusive as situações nos obrigam; e pequenas rações de subjetividade, é preciso conservar suficientemente para poder responder à realidade dominante. Imitem os estratos.[90]

Seguindo no texto, encontra-se uma passagem que evidencia a complexidade do que se busca nas intervenções em AT, tanto em seu caráter de risco quanto em sua necessidade de prudência. Trata-se da necessidade de fazer funcionar e conjugar uma vasta série de linhas de força:

> O pior não é permanecer estratificado – organizado, significado, sujeitado – mas precipitar os estratos numa queda suicida ou demente, que os faz recair sobre nós, mais pesados que nunca. Eis, então, o que seria necessário fazer: instalar-se sobre um estrato, experimentar as oportunidades que ele nos oferece,

---

[88] DELEUZE; GUATTARI, 1996, p. 23.

[89] O organismo, a significância e a subjetivação são os estratos contra os quais o corpo-sem-órgãos (CsO) luta. Como não será desenvolvido o conceito de CsO, basta entendê-lo como a desestabilização do tempo e do espaço que estamos abordando.

[90] DELEUZE; GUATTARI, 1996, p. 23.

> buscar aí um lugar favorável, eventuais movimentos de desterritorialização, linhas de fuga possíveis, vivenciá-las, assegurar aqui e ali conjunções de fluxos, experimentar segmento por segmento dos contínuos de intensidades, ter sempre um pequeno pedaço de uma nova terra. É seguindo uma relação meticulosa com os estratos que se consegue liberar as linhas de fuga, fazer passar e fugir os fluxos conjugados, desprender intensidades contínuas para um CsO. Conectar, conjugar, continuar: todo um "diagrama" contra os programas ainda significantes e subjetivos. Estamos numa formação social; ver primeiramente como ela é estratificada para nós, em nós, no lugar onde estamos, ir dos estratos ao agenciamento mais profundo em que estamos envolvidos; fazer com que o agenciamento oscile delicadamente, fazê-lo passar do lado do plano de consistência. É somente aí que o CsO se revela pelo que ele é, conexão de desejos, conjunção de fluxos, *continuum* de intensidades. Você terá construído uma pequena máquina privada, pronta, segundo as circunstâncias, para ramificar-se em outras máquinas coletivas.[91]

Na passagem anterior — que, por sinal, é profundamente clínica — é possível intuir a experiência do AT. No entanto, para que esse ponto fique mais claro, será apresentado a seguir um fragmento de caso clínico, no qual toda essa desestratificação e a prudência necessária para que ocorra de forma eficaz estão amplamente presentes.

---

[91] DELEUZE; GUATTARI, 1996, p. 23-24.

OS MEIOS E A CARTOGRAFIA – UM FRAGMENTO CLÍNICO

Mas talvez essas entidades cartográficas pareçam misteriosas a alguns!
É verdade que já não temos um acesso espontâneo a elas, como nos
bons tempos do pensamento "animista", ou como sucede ainda no
transcurso de certas experiências de ruptura com a "normalidade".
Disso se desprende a necessidade de construir cabalmente dispositivos
de enunciação analíticos [...] para voltar a encontrar a eficácia.

(Félix Guattari – Cartografias esquizoanalíticas)

Na seção anterior, foi abordada a possibilidade de encontrar meios que permitam um mergulho no que foi denominado de *abertura intensiva do espaço-tempo*. Quando se mencionava a abertura intensiva como um *não lugar* ou um *qualquer-lugar*, estava-se referindo, portanto, a meios. Trata-se, portanto, essencialmente de meios. E, ao falar de meios, fala-se, evidentemente, de meios prudentes e cautelosos, que garantam tanto o mergulho quanto o retorno do mergulho. Deleuze, em um belo texto sobre as crianças, também discorre sobre esses meios:

> A criança não para de dizer o que faz ou tenta fazer: explorar os meios, por trajetos dinâmicos, e traçar o mapa correspondente. Os mapas dos trajetos são essenciais à atividade psíquica. O que o pequeno Hans reivindica é sair do apartamento familiar para passar a noite na vizinha e regressar na manhã seguinte: o imóvel como meio. Ou então: sair do imóvel para ir ao restaurante encontrar a menininha rica, passando pelo entreposto de cavalos – a rua como meio [...] Um meio é feito de qualidades, substâncias, potências e acontecimentos: por exemplo a rua e suas matérias, como os paralelepípedos, seus barulhos, como o grito dos mercadores, seus animais, como os cavalos atrelados, seus dramas (um cavalo escorrega, um cavalo cai, um cavalo apanha...). O trajeto se confunde não só com a subjetividade dos que percorrem um meio mas com a subjetividade do próprio meio, uma vez que este se reflete naqueles que o percorrem. O mapa

> exprime a identidade entre o percurso e o percorrido. Confunde-se com seu objeto quando o próprio objeto é movimento.[92]

Ao se falar de meios, de circulação pela cidade e de mapeamentos, o tema do AT volta a emergir. Diante disso, será apresentada uma situação vivenciada durante esta prática, que acredito ser útil para a compreensão dos conceitos em discussão.

A história envolve Daniel[93], um jovem de cerca de 19 anos que frequentava um hospital-dia onde iniciei um trabalho de AT. Ele vivia preso em uma rede complexa de pensamentos, que o levavam frequentemente a se expressar por meio da agressão. Nessas situações, Daniel não conseguia verbalizar seus pensamentos, os quais não reconhecia como seus e que pareciam governar suas ações com ordens imperativas. A violência física era sua única forma de expressar desejos ou medos.

No início do trabalho, os coordenadores da instituição me alertaram sobre a necessidade de cuidado ao sair com Daniel para a rua, já que ele tinha o hábito de fugir ou agredir as pessoas. Isso contrastava com seus frequentes pedidos para sair, revelando uma contradição entre sua vontade de estar fora e os riscos associados ao seu comportamento.

Daniel seguia um percurso bastante rígido e delimitado ao redor da clínica onde funcionava o hospital-dia. Ele se limitava a algumas ruas e a lugares específicos. Em certas vias, só era possível caminhar por um dos lados da calçada, devido a pensamentos que atribuíam um caráter persecutório a figuras presentes no ambiente, como vendedores de cachorro-quente, pipoqueiros e até cachorros. Seu mapa de circulação, portanto, era extremamente restrito à área próxima à instituição.

Além dessa rigidez no trajeto, sua movimentação era condicionada também pelo medo estereotipado das pessoas que saíam com ele na rua, que, assim como ele, seguiam apenas caminhos conhecidos e seguros. Essa combinação de fatores impedia qual-

---

[92] DELEUZE, 1997, p. 73.

[93] Em todos os relatos serão usados nomes fictícios. Daniel também aparecerá no livro *Clínica do habitar: residência terapêutica caSa*, que está sendo publicado por esta mesma editora.

quer variação no percurso, mantendo Daniel preso a um padrão de deslocamento fixo e limitado.

Certo dia, Daniel se aproximou e disse: *Quero conhecer um lugar novo*. Perguntei se ele tinha algum lugar em mente, e ele respondeu que não. Então, sugeri que saíssemos à rua para ver se encontrávamos esse lugar novo, e ele aceitou. O ritmo dos acontecimentos era muito mais rápido do que o habitual, e até os rituais que Daniel costumava seguir de forma invariável foram deixados de lado.

Havia uma intensa vibração entre nós, uma energia que parecia irreprimível e envolvente, como se os corpos, e tudo ao redor, estivessem em sintonia. Saímos mais atentos, mais receptivos às pequenas percepções do ambiente, abertos a novas possibilidades.

Ao chegarmos ao primeiro cruzamento — uma esquina onde ele sempre dobrava à esquerda —, apontei para as três direções e perguntei: *É por aqui, por aqui ou por aqui?* Vale destacar que ele não apenas virava sempre à esquerda, mas eu também já estava habituado a seguir esse mesmo trajeto. O simples ato de fazer essa pergunta foi um reflexo das intensificações que estávamos experimentando naquele momento. Se alguém me perguntasse por que fiz a pergunta, eu não saberia explicar; parecia que a questão surgira espontaneamente, sem nenhum planejamento, como se não tivesse sido eu quem a formulara. Era uma ação que acontecera de forma natural, fluindo com a vibração que permeava aquele encontro.

Daniel respondeu mais rápido do que o habitual, quase como em uma brincadeira de bate-e-volta, dizendo que queria seguir em frente. Naquele momento, fui tomado por uma mistura de apreensão e receio, junto com entusiasmo e uma intensa vibração. Essas sensações contraditórias e ambivalentes se fundiam no meu corpo, mas, de forma incerta e, ao mesmo tempo, firme, algo me dizia: *Vá...*

Eu não tinha ideia do que encontraríamos ou onde acabaríamos, mas continuamos caminhando. Enquanto isso, as expressões no rosto de Daniel começavam a se transformar, revelando traços que eu ainda não conhecia, como se ele também estivesse explorando novos territórios, tanto físicos quanto emocionais.

Na segunda esquina, a cena se repetiu, e mais uma vez Daniel escolheu o caminho entre as opções que apontei. As intensidades que sentíamos se tornavam cada vez mais alegres, e, conforme caminhávamos, experimentávamos um prazer silencioso e crescente. Continuamos até que, em determinado momento, as escolhas nos levaram a um trajeto já conhecido, por onde retornamos ao hospital-dia. Permanecemos em silêncio sobre o que havia acontecido, como se as palavras pudessem diminuir a magia do momento vivido. Apenas perguntei a Daniel se ele havia encontrado o lugar novo, e ele respondeu que sim.

O que realmente aconteceu? Não chegamos a nenhum lugar específico, nem encontramos algo concreto. Não havia uma praça para descansar, uma loja para fazer compras ou uma vitrine para observar. Não havia um *telos*, nenhum objetivo a ser alcançado. O que houve foi o próprio trajeto, o percurso em si. O que restava no final era uma sensação de cansaço, mas não o cansaço exaustivo de quem desperdiçou energia em uma luta contra uma resistência implacável. Pelo contrário, era um cansaço alegre, semelhante ao de quem acaba de jogar uma partida de futebol ou passar o dia surfando — uma exaustão preenchida de satisfação, fruto da experiência vivida no presente, sem a necessidade de um destino.

O verdadeiro sentido desse passeio só se revelou cerca de duas semanas depois, durante um outro episódio. A seguir, compartilho a transcrição das anotações que fiz naquele dia:

> Daniel chegou dizendo que queria bater no Carlinhos. Eu lhe perguntei quem era Carlinhos e ele ficou confuso (ele já havia falado desse Carlinhos como alguém que ele quis bater na rua, mas que ele não conhecia). Falou, então, que queria bater era no *moço da condução*, pois queria saber o nome dele. Falei da possibilidade de perguntarmos a ele na hora da saída. Nesse momento tentei fazer com que tomasse o medicamento de rotina. Ele recusou. Tentei fazer com que subisse para nossa sala, pois onde estávamos havia uma circulação muito grande de pessoas e o próprio ambiente já estava muito confuso. Ele também recusou dizendo que queria sair para bater no *moço da condução*. Conversamos um pouco, mas não estávamos saindo do lugar. Falei, então, que não estava entendendo nada, que estava tudo muito confuso, que o ambiente não estava ajudando em nada

e que, por conta disso, estava subindo para a sala e que se ele quisesse conversar que viesse junto. Ele foi. Chegando na sala ele me disse que queria bater nas pessoas (queria bater também nos faxineiros e porteiros do seu prédio), pois o seu cuidador havia lhe ajudado a por a pochete na cintura. Depois de alguma conversa ele disse que queria me fazer uma pergunta, pois eu poderia dizer se era verdade ou não. Ele me disse que quando o seu cuidador lhe pôs a pochete ele queria isso, mas o seu pensamento não queria e por isso ele iria se transformar em barbies, bonecas, comida, objetos etc. Ele pedia por minha opinião para que pudesse acreditar ou não no pensamento de que se tornaria algo inanimado. Chegamos juntos à conclusão de que não era verdade, mas mesmo assim ele sentia raiva de algo e queria bater. Falou, então, que seu psiquiatra havia receitado um S.O.S para aliviar a angústia e a ansiedade. Nesse momento consegui que tomasse o seu medicamento rotineiro. Quando voltamos para a sala ele insistiu no S.O.S.. Perguntei-lhe se não existiria outra possibilidade para resolver o que sentia. Ele falou que bater no motorista da condução iria fazer com que parasse de pensar que ia virar uma boneca, mas somente no momento em que estivesse batendo, pois o pensamento não desapareceria. Perguntei-lhe por outra possibilidade. Ele disse que entrar numa academia de boxe o ajudaria. Falei que isso deveria ser melhor pensado e que não dependia só de mim. Ele falou em ir para a Porta de Entrada[94]. Imediatamente lhe perguntei se não havia nada que ele pudesse fazer junto de mim. Ele demorou a responder. Tive que recordar todas as conclusões e pontos a que já havíamos chegado até ali. Depois de algum tempo ele falou que queria andar por aquele caminho que ele tinha passado no outro dia (o dia em que ele quis conhecer um lugar novo). Saímos para a rua. Fizemos o percurso e, na volta, perguntei se o passeio havia lhe ajudado. Ele me respondeu que sim e passou o restante do dia melhor. Estávamos cansados, mas não esgotados. Tenho certeza de que algo

---

[94] O Porta de Entrada é um serviço que funciona como uma primeira abordagem para os pacientes psiquiátricos conveniados com o Cassi. Daniel tem esse local como um lugar seguro que, em suas palavras, *faz com que a crise passe.*

acontece nesse percurso, algo que não sei identificar, mas que nos deixa, a mim e a ele alegres.

24-IV-1997

Daniel inicialmente pediu para conhecer um lugar novo. Mas que lugar seria esse? Não sabíamos. A única certeza era a importância da experiência de abertura espaçotemporal vivida ao percorrer um novo trajeto pelo *novo lugar*, de possibilitar um mapeamento que viesse a se sobrepor à sua condição atual, operando alguma diferença em seu modo de estar no mundo. No AT, há sempre um certo caráter de aposta, mas trata-se de uma aposta que é, na verdade, uma abertura.

Abrir-se significa criar espaço para novas possibilidades, arrastando a situação por essa brecha e, então, se colocar à espreita dos acontecimentos que vão se desenrolando, sempre em processo de devir. A novidade não está necessariamente no destino, mas no ato de atravessar o conhecido e o desconhecido, criando novas relações entre o corpo, o espaço e o tempo.

A coragem da clínica, portanto, consiste em se lançar em direção ao novo, na crença de que, ao fazê-lo, a vida encontra seus próprios meios de se diferenciar. E, se falo em coragem, também falo em prudência, mas não no sentido de justificar um medo; a prudência aqui se refere à construção dos meios necessários para que possamos nos lançar, e não de qualquer maneira. Se se trata de uma aposta, é sempre uma única e mesma aposta: a crença de que algo realmente novo pode acontecer, seja um lugar, um sentimento ou uma produção. Na verdade, é a aposta na possibilidade de que, por meio de conexões desejantes e em contato com a alteridade da rua, seja possível realizar um novo mapeamento. Isso porque existem, assim como mapas extensivos que cobrem territórios, também mapas intensivos que exploram as potencialidades e intensidades da experiência. "Os mapas não devem ser compreendidos só em extensão, em relação a um espaço constituído por trajetos. Existem também mapas de intensidade, de densidade, que dizem respeito ao que preenche o espaço, ao que subtende o trajeto"[95].

---

[95] DELEUZE, 1997, p. 76.

A extensividade pode ser entendida como o plano constituído, enquanto a intensividade apresenta a irrupção diferenciadora. A extensividade refere-se à ocupação, enquanto a intensividade diz respeito à afecção. Uma das primeiras conclusões a que se pode chegar é sobre o caráter não evidente do acontecimento na clínica ou desse novo traçado de um mapa intensivo. Na situação descrita, mesmo após o passeio, não consegui compreender com clareza o que havia realmente ocorrido, se de fato um lugar novo havia sido descoberto ou se algo ali havia provocado alguma diferença.

Entretanto, em sua qualidade de afetação — sua dimensão pática —, aquele passeio foi de grande intensidade, pois era evidente a turbulência gerada entre mim, Daniel e os elementos da rua. Objetivamente, nenhuma mudança parecia ter ocorrido além de uma caminhada comum pela rua. No entanto, essa experiência teve um impacto profundo, revelando a complexidade das relações e das percepções que emergem de encontros abertos e não planejados.

Todavia, não era esse tipo de mudança que evocava ao falar, no item anterior, sobre o acontecimento? Não se assemelha a um salto no mesmo lugar, onde passamos a desejar o acontecimento em toda a sua força? É nesse instante que experimentamos a alegria, essa *força maior*[96] que faz o mundo girar 360 graus em um único momento, deixando como resquício desse giro apenas a vertigem e o prazer que dela provém?

Esse momento de intensidade nos conecta a algo profundo e transformador, onde as experiências cotidianas se entrelaçam com a possibilidade do novo, gerando um fluxo de vitalidade que, embora possa não resultar imediatamente em mudanças objetivas, provoca uma reconfiguração interna e uma abertura para novas percepções. Pois, se sentimos essa vertigem em momentos intensivos, é apenas em um segundo tempo que o acontecimento começa a adquirir clareza. É quando Daniel retoma o caminho que podemos vislumbrar um sentido. Aquele trajeto, naquele ato de mapeamento extensivo/intensivo, inicia uma fuga de todo um sistema de pensamentos imperativos, de tentativas desesperadas de

---

[96] Clément Rosset chama a alegria em Nietzsche de força maior, uma alegria trágica que se extrai do fato de desejar o acontecimento, mesmo que esse acontecimento não seja nele mesmo prazeroso. Ver ROSSET, 2000.

agressão, de soluções puramente medicamentosas, de internações enclausurantes — em suma, de todo um sistema sensório-motor já dado e conhecido. Começa-se a escapar por meio das linhas das calçadas, dos buracos da rua, das nuvens que se abrem no céu, dos gritos dos vendedores, dos sinais de trânsito que basculam e marcam ritmos de paradas e continuidades.

Entretanto, também fazemos parte desse processo como ats, sempre ao lado, dando sustentação a essa fuga, a isso que foge, a isso que faz fugir; e essa dinâmica nos leva para longe do que nos aprisiona. Somos, em nossa jornada de ats, cúmplices dessa fuga — disso que põe a fugir —, mesmo que não saibamos exatamente o que é, pois, quando se foge, não se olha para o monstro que ameaça nos devorar, mas sim para as frestas da realidade que oferecem uma saída. Olhamos para as aberturas que nos permitem escapar, buscando os caminhos mais rápidos, e/ou mais acessíveis, e/ou mais acessáveis, e/ou mais eficazes... Nossa presença — a presença-acompanhar — é uma garantia para quem acompanhamos, uma forma de estar junto e ajudar a montar, a cada passo, o trampolim que possibilita o lançamento em uma nova aventura. Todavia, essa garantia é válida porque também nos lançamos juntos, acompanhando, amparando, caindo e levantando-nos mutuamente. E, se fazemos isso, é para que, a cada vez, o trampolim seja montado, e novamente possamos nos arriscar neste insólito que é viver — que é a clínica enquanto vida.

Assim, o novo trajeto de Daniel apresentava apenas um momento, algo que irrompia, um instante que surgia em meio às histórias que o prendiam a um esquema de percepções e ações já constituídos. Havia ainda muito trabalho a ser feito: será que essa linha-trajeto seria suficientemente forte para não se apresentar como uma linha destrutiva, mas sim como uma consistência que lhe permitisse saltar para outros caminhos? Levará essa nova linha à construção de novos territórios? Ou será que se romperá no próprio caminhar, fazendo com que o chão se precipite em uma queda livre infernal? Será subsumida pelo peso da história, encaixando-se no esquema de pensamentos imperativos, nas agressões desesperadas, enfim, em todo o seu esquema sensório-motor previamente constituído?

Todas essas possibilidades — e muitas outras — podem ser o destino de uma linha-trajeto de fuga. O caminho de Daniel estava repleto de incertezas, e o verdadeiro desafio era garantir que essa nova trajetória não se tornasse apenas mais uma repetição do que já havia sido vivido, mas sim um espaço de exploração e transformação. Cada passo apresentava uma escolha, e a construção de novos territórios dependia da coragem de se arriscar, do apoio nas experiências compartilhadas e da capacidade de se desvencilhar do passado que insistia em prevalecer.

No nosso caso, essa linha-trajeto se multiplicou em muitas outras, dentro de um regime de variação contínua, ganhando novas cartografias. Diversos trajetos surgiram, levando paradoxalmente tanto a novos territórios quanto a becos sem saída. Por essas linhas-trajetos, ora chegávamos a uma praia onde se abria um imenso horizonte de relações, ora nos deparávamos com a porta de um asilo, em um pedido estranho de internação feito pelo próprio Daniel; ora parávamos em um cartório em busca de uma certidão de nascimento perdida havia muitos anos, ora a identidade se rasgava diante de um policial.

O mais importante, entretanto, é que essas linhas se multiplicaram e nos permitiram construir juntos novos mundos e novas formas de viver. Cada um desses encontros e desencontros, cada desvio e cada descoberta contribuíram para uma nova compreensão de Daniel e de seu potencial de transformação, ressaltando a riqueza da experiência compartilhada e a capacidade de reinvenção que emergia daquele processo.

Como vimos, nessa situação lidamos simultaneamente com um plano intensivo que subsiste em um campo extensivo. Trata-se de mapas sobrepostos e inseparáveis: um que percorre a extensão do mundo e outro, inextenso, que traça vetores de força em pleno confronto e linhas velozes, que são rastros de afetos em velocidade infinita.

Em um mapa extensivo já constituído, estava em jogo todo um nível de contratos, instituições e esquemas sensório-motores. Tínhamos as ruas, as falas, os remédios, os estabelecimentos, os pensamentos imperativos, as agressões desesperadas e uma infinidade de outras coisas que nos permitiam reconhecer a nós mesmos e que orientavam nossas identidades. Entretanto, ao lado disso, ou nas fissuras das ruas e das palavras, emergiam intensidades que nos deslocavam de nossos enquadres, distorcendo e desfocando nossa visão. Jorravam afetos que não sabíamos muito bem o que eram, que ainda não eram nem uma coisa nem outra, e que vinham apenas desestabilizar qualquer estrutura que se quisesse em pé abrindo passagem para o surgimento de outras mais flexíveis. Isto é o que pode ser chamado de plano intensivo, composto por elementos abstratos que entram em relações variáveis de velocidade. É o plano das forças. Por outro lado, o campo extensivo é como a solidificação dessa massa vulcânica de partículas caóticas, sendo essa solidificação a organização ou a sedimentação em formas e funções, em palavras e coisas. Essa dinâmica entre os dois planos nos revela a complexidade das experiências e das relações que emergem no contexto clínico.

Para tentar entender a extensividade, a intensividade e suas relações, escolhi acompanhar, no próximo item, a leitura da obra de Foucault feita por Deleuze[97]. Foucault, no início de sua obra, estudou as relações de saber, e posteriormente acrescentou a esse estudo as relações de poder. Para os propósitos da temática que estou desenvolvendo, analisarei as relações de saber como extensividade e as relações de poder como intensividade. Essa abordagem permitirá perceber como o saber se articula a um campo amplo de significados e normas sociais, envolvendo estruturas institucionais, discursos e práticas estabelecidas. Por outro lado, as relações de poder/potência, vistas como intensivas, emergem das dinâmicas mais sutis e fluidas que atravessam essas estruturas, revelando como os afetos, as resistências e as interações sociais geram uma constante reconfiguração das identidades e das experiências.

Dessa forma, explorarei como esses dois planos — que se pressupõem reciprocamente —, como as intensidades dos afetos e das relações de poder/potência, podem desafiar e reconfigurar as extensões do saber, permitindo uma compreensão mais profunda das experiências da vida e das práticas clínicas.

---

[97] Ver DELEUZE, 1988b.

SABER E PODER – O EXTENSIVO E O INTENSIVO

[...] nome próprio ou singular é garantido pela permanência de um saber. Este saber é encarnado em nomes gerais que designam paradas e repousos, substantivos e adjetivos, com os quais o próprio conserva uma relação constante. Assim, o eu pessoal tem necessidade de Deus e do mundo em geral. Mas quando os substantivos e adjetivos começam a fundir, quando os nomes de paradas e repousos são arrastados pelos verbos de puro devir e deslizam na linguagem dos acontecimentos, toda identidade se perde para o eu, o mundo e Deus.

(Gilles Deleuze – Lógica do Sentido)

Deleuze, nas entrevistas que concede a respeito do livro que escrevera sobre Foucault, repete incessantemente o tema das crises. Entende as crises do pensamento de Foucault como passagens de temática que, agrupadas no conjunto da obra, dão a seu pensamento uma "coerência superior"[98]. Diz Deleuze: "como todo grande pensador, seu pensamento procedeu sempre por crises e abalos como condição de criação, como condição de uma coerência última"[99]. Deleuze se propõe, portanto, a pensar esses momentos de passagem, de rupturas do pensamento de Foucault, não como arrependimentos que teriam acometido o autor, e sim como uma experiência-limite do próprio pensamento que obriga Foucault a colocar as questões sob novas perspectivas. Pelo menos duas grandes crises, duas passagens para três momentos. A primeira consiste em descobrir as relações de poder sob as formas do saber; e posteriormente fugir do poder através da amizade e da criação de si como novos *modos de vida*, ou seja, através dos *modos de subjetivação*. Segundo o próprio Foucault: "três grandes tipos de problemas: o da verdade, o do poder e o da conduta individual. Esses três grandes domínios da experiência só podem ser entendidos uns em relação aos outros, e não podem ser compreendidos uns sem os outros"[100].

---

[98] DELEUZE, 1992, p. 130.
[99] DELEUZE, 1992, p. 105.
[100] FOUCAULT, 1984a, p. 253.

E Deleuze, falando especificamente desses três momentos da filosofia de Foucault, os situa em relação ao que implica pensar; diz-nos:

> Pensar é, primeiramente, ver e falar, mas com a condição de que o olho não permaneça nas coisas e se eleve até as "visibilidades", e de que a linguagem não fique nas palavras ou frases e se eleve até os enunciados. É o pensamento como arquivo. Além disso, pensar é poder, isto é, estender relações de forças, com a condição de compreender que as relações de força não se reduzem à violência, mas constituem ações sobre ações, ou seja atos, tais como "incitar, induzir, desviar, facilitar ou dificultar, ampliar ou limitar, tornar mais ou menos provável...". É o pensamento como estratégia. Por fim, nos últimos livros, é a descoberta de um pensamento como "processo de subjetivação": [...] trata-se da constituição de modos de existência ou, como dizia Nietzsche, a invenção de novas possibilidades de vida. A existência não como sujeito, mas como obra de arte.[101]

Para que se possa entender melhor essas três problemáticas do pensamento de Foucault — e a relação que está sendo traçada desse pensamento com a clínica —, seguirei a ordem de aparição em sua obra. Primeiro a questão do saber, dos estratos, o que chamarei do problema da extensividade. No plano do saber ou da extensividade, lidamos com formas e funções constituídas, organizadas, atuais. Encontramo-nos frente a frente ao mundo que aí está, ao mundo que se apresenta em sua clareza, ao mundo que vemos e do qual falamos com toda a desenvoltura e evidência do dia a dia. É o campo das percepções úteis, onde percorremos o espaço extenso de ruas, calçadas, prédios, ideias e palavras enquanto ordens prontas. O mundo enquanto visível e enunciável. Esse é o campo das verdades, sejam elas as nossas verdades pessoais ou as verdades as quais compartilhamos e somos levados — pela força das formações sociais — a acreditar e a proferir. Verdade que é o mais imediato de um saber. Campo que se estende inclusive sobre o que sabemos de nós mesmos, revelando-se como a forma que

---

[101] DELEUZE, 1992, p. 119-120.

nos vemos e da qual falamos sobre o que somos. Saber, assim, de nós mesmos e do mundo enquanto extensividade, campo que dita o que acreditamos ser e o que acreditamos ser o mundo.

O campo do saber é justamente o mundo extenso de posicionamento das formas e das funções umas em relação às outras. O saber é o mundo formado e formalizado como tal. Deleuze chama essa formação e essa formalização de estratos ou o estratificado. Diz-nos o autor: "O que é estratificado não é objeto indireto de um saber que surgiria depois, mas constitui diretamente um saber: a lição das coisas e lição da gramática"[102]. Saber, portanto, se compõe de duas partes que se pressupõem reciprocamente: ver e falar. Ver, ou "a lição das coisas", e falar, ou "a lição da gramática" são, desta forma, as operações desse campo. Palavras e coisas, formas formadas e funções formalizadas são as resultantes com que lidamos no campo do saber. "Os estratos são formações históricas, positividades ou empiricidades. 'Camadas sedimentares', eles são feitos de coisas e de palavras, de ver e de falar, de visível e de dizível, de regiões de visibilidade e campos de legibilidade, de conteúdos e de expressões"[103].

Os saberes são, portanto, os estratos tidos como práticas discursivas e práticas não discursivas. Pode-se, para tentar entender melhor tal questão, pegar, por exemplo, a primeira grande análise de Foucault feita nesses termos. No livro *História da loucura na idade clássica*[104], práticas discursivas e não discursivas, falar e ver, encontravam-se em jogo na formação do objeto-sujeito da psiquiatria, que é o doente mental e seu correlato, o psiquiatra. As práticas discursivas instauraram novas verdades sobre a desrazão através de uma psiquiatria nascente e as práticas não discursivas materializam um certo regime de segregação, através da constituição do asilo, que dá uma visibilidade controlada aos loucos. Um novo mundo se forma onde ao mesmo tempo se pode falar sobre o doente mental e fazer algo com ele. Um regime de enunciado e um regime de visibilidade.

Falar e ver, portanto, se dão ao mesmo tempo, porém falar e ver não podem ser totalmente identificados um ao outro. Guarda-

---

[102] DELEUZE, 1988b, p. 60.
[103] DELEUZE, 1988b, p. 57.
[104] FOUCAULT, 1972.

-se entre um e outro um regime de diferença intransponível, uma fissura irrecuperável, uma diferença de natureza. Isso quer dizer que falar não é ver e ver não é falar, ou melhor, não se vê o que se fala e não se fala o que se vê. Voltando ao exemplo da questão da loucura, não é possível dizer que a medicina, ao elaborar um discurso sobre a loucura como grau extremo da desrazão, estivesse fazendo exatamente a mesma coisa que o asilo ao segregar o louco em um conjunto que vai dos pobres aos depravados. Enquanto a medicina produz uma discursividade, o asilo produz uma evidência, percepção histórica, uma visibilidade. Jamais um pode ser reduzido ao outro ou derivado do outro, apesar de formarem, em conjunto, um saber sobre a loucura. Esses dois regimes, o ver e o falar, tocam-se, entrecruzam-se, afastam-se, vivem em uma agonística que permite ambos, em coexistência, tanto produzir mundos quanto manter as formas em variação constante, sempre entrando em relações diferenciais um como outro.

Quando falo de uma prática clínica como a do AT, revela-se uma relação muito estreita com o espaço enquanto matéria formada ou extensa. Não só a rua — esse meio ao qual o AT se propôs e ainda insiste em desbravar com muita audácia —, mas também, por exemplo, as casas de nossos acompanhados, que, ao frequentarmos, acabam por se tornar campos de intervenções. Desta forma, pensar o AT exige o esforço de entendermos a extensividade, as partes em jogo, os termos da relação, quem são as pessoas, onde estão as coisas, quais são as palavras através das quais nos relacionamos. Porém vínhamos vendo que a clínica sob o signo do acontecimento não pode se resumir ao campo das matérias formadas e das funções formalizadas, ao estado de coisas de uma situação ou de uma pessoa, nem à entrada em um estado de coisas, sob o risco constante de cairmos em ortopedias do comportamento. A clínica-acontecimento exige que sob o saber possamos acionar não mais um campo de formas, porém agora um plano de forças. Um plano informe de relações móveis que, nunca sem tensão, reúnem-se, aglomeram-se, compartilham posições, afastam-se, disputam entre si, tanto para formar quanto desconstruir os estratos.

O AT — esse nome entre outros da clínica, da clínica-acontecimento — exige que tracemos os mapas ou os diagramas que operam no plano, entendido agora como inextenso. As intensidades são o que circulam nesse plano inextenso, por isso digo, seguindo Deleuze, que esse plano é o plano intensivo ou não estratificado. Vimos que a extensividade é o campo do saber, é o regime das palavras e das coisas possíveis do mundo; já a intensividade diz respeito ao plano que trabalha por baixo do campo do saber. Porém, quando digo que *trabalha por baixo*, não se cria ainda uma ideia de um outro lugar distinto e separado do primeiro, de qualquer modo um outro lugar ainda extenso? Este não seria um modo inapropriado para falar de um plano inextenso? Direi, portanto, que é na fissura intransponível entre o ver e o falar que vemos surgir esse plano inextenso. Não um outro lugar, e sim uma operação na fissura, da fissura. Essa é a fissura que havia sido mencionada entre as palavras e as coisas e que atravessa o saber. Fissura que é um princípio imanente de diferenciação e que não permite a identificação entre os termos por ela relacionados. Reencontramos com isso o entre-dois, a abertura, ou o espaço não métrico e intenso da clínica. Uma não relação que é condição para toda relação.

No dia a dia de ats, agimos no mundo, todavia não somente através das formas, mas, sobretudo, através das intensidades — e aí desejo situar a função, porém função não formalizada da clínica. Encontramos mundos constituídos e deles extraímos intensidades que são a matéria — estranha matéria, pois sem forma — da clínica. Não só extraímos, mas suscitamos, provocamos, colocamos em xeque, forçamos, liberamos, abrimos caminho, botamos para circular, disparamos e, principalmente, acompanhamos essas intensidades. Assim se dá uma intervenção em AT, acionando e acompanhando intensidades para operar modificações nos mundos constituídos; para colocar novas questões e novos problemas para esses mundos.

Então temos, em primeira instância, um conjunto de técnicas que lidam com formas e funções determinadas. Técnicas que trabalham, labutam, ocupam e percorrem territórios, todavia a clínica-acontecimento não se dá no campo das formas, e sim no plano das gradações de intensidade. Se assim não fosse, trabalharíamos apenas com as mudanças de comportamento, correndo o risco de desenvolver práticas adaptacionistas e mantenedoras do já constituído. Esse é um risco que, no AT, está sempre presente. É necessário, a cada momento, esconjurar em nossas práticas as encomendas de adaptação, de manutenção, de preservação, de disciplina e de controle. A todo tempo, desde a contratação até o passeio pela rua, somos convocados a tutelar, a proteger, a conduzir, a tomar conta de nossos acompanhados. Somos chamados sempre em uma insatisfação com formas. Entretanto não devemos nos furtar a isso, pois esconjurar passa por dar passagem e acompanhar as tensões de forças que subsistem nessas formas. Esconjurar a encomenda adaptacionista é, portanto, através e ao lado das intensidades, questionar e problematizar as formas. Isso que é a clínica-acontecimento é sobretudo algo que emerge, que provém[105] desse outro lugar que não os constituídos, todavia esconjurando-os; é algo que se dá, como vimos anteriormente, na abertura, no entre-dois das formas, nesse não lugar que é, ele mesmo, um espaço qualquer. A clínica-acontecimento sempre se dá como instituinte, formando mundos e engendrando novas práticas[106].

Então, que outro lugar é esse onde as formas e funções parecem se desvanecer? Que lugar é esse que se parece mais com um não lugar ou com um qualquer-lugar do que com um lugar específico? Que plano é esse da abertura intensiva? Esse será, portanto, o plano do poder, não mais o do saber. Do intenso, e não mais do extenso. E, se formos falar de metodologias, pode-se dizer que estamos saltando de uma arqueologia do saber, com seus arquivos audiovisuais, para uma genealogia do poder, com suas estratégias e diagramas. Um pouco de microfísica segundo Foucault. Deleuze diria que "é uma física da ação abstrata" ou "uma física da matéria-prima ou nua"[107]. De qualquer forma, um grau de análise, que não se situa mais nas formas de visibilidade e de dizibilidade. Segundo Foucault:

> O mais das vezes, apesar da coerência de seus resultados, ela (a relação de poder) não passa de uma instrumentação multiforme. Além disso seria impossível

---

[105] FOUCAULT, 1971.

[106] Ver LOURAU, 1969.

[107] DELEUZE, 1988b, p. 80.

> localizá-la, quer num tipo definido de instituição, quer num aparelho de Estado. Estes recorrem a ela; utilizam-na, valorizam-na ou impõe algumas das suas maneiras de agir. Mas ela mesma, em seus mecanismos e efeitos, se situa num nível completamente diferente. Trata-se de alguma maneira de uma microfísica do poder posta em jogo pelos aparelhos e instituições, mas cujo campo de validade se coloca de algum modo entre esses grandes funcionamentos e os próprios corpos com sua materialidade e suas forças.[108]

O que Foucault chama de poder, ou de microfísica do poder, é o conjunto de relações que trabalham de baixo ou por dentro de uma matéria formada, seja ela uma instituição, ou o Estado. Portanto, compreender o que é o poder exige um esforço, visto que há sempre o risco de vermos esse conceito confundido com noções de poder difundidas tanto pelo senso comum quanto por algumas teorias do poder.

O poder em Foucault é uma relação, de tal forma que não pode ser entendido como um objeto que uns têm e outros não, já que, enquanto relação, diz sempre de no mínimo dois que se relacionam, um que exerce a ação e outro que a recebe.

> Ora, o estudo dessa microfísica supõe que o poder nela exercido não seja concebido como uma proprie-dade, mas como uma estratégia, que seus efeitos de dominação não sejam atribuídos a uma "apropriação", mas a disposição, a manobras, a táticas, a técnicas, a funcionamentos; que lhe seja dado como modelo antes a batalha perpétua que o contrato que faz uma sessão ou a conquista que se apodera de um domínio. Temos em suma que admitir que esse poder se exerce mais que se possui, que não é "privilégio" adquirido ou conservado da classe dominante, mas o efeito de conjunto de suas posições estratégicas – efeito manifesto e às vezes reconduzido pela posição dos que são dominados. Esse poder, por outro lado, não se aplica pura e simplesmente, como uma obrigação ou como uma proibição, aos que "não tem"; ele os investe, passa por eles e através deles; apoia-se neles, do mesmo modo

---

[108] FOUCAULT, 1987, p. 28-29.

que eles, em sua luta contra esse poder, apoiam-se por sua vez nos pontos em que ele os alcança.[109]

Não se deve mais falar em poder isolado e materializado, e sim em relações de poder, em posicionamentos estratégicos que mantêm em tensão um montante de forças que age e um montante de forças que sofre a ação. Com isso, encontramos em Foucault um profundo nietzscheanismo, para quem tudo era relação de forças. Deleuze, mencionando essa relação, nos diz:

> O que é o Poder? A definição de Foucault parece bem simples: o poder é uma relação de forças, ou melhor, toda relação de forças é uma "relação de poder". Compreendamos primeiramente que o poder não é uma forma, por exemplo, a forma-Estado; e que a relação de poder não se estabelece entre duas formas, como o saber. Em segundo lugar, a força não está nunca no singular, ela tem como característica essencial estar em relação com outras forças, de forma que toda força já é relação, isto é, poder: a força não tem objeto ou sujeito a não ser a força.[110]

No entanto, é necessário entender a relação de forças não apenas de uma forma quantitativa onde vetores em relação se somariam ou se subtrairiam um do outro. Essas forças, ao se colocarem em relação, também geram uma qualidade, fazem saltar qualidades que são as qualidades do encontro entre essas forças. Qualidade essa que é sempre positiva, jamais nula e que jamais anula as forças em relação, apesar de redirecioná-las. As forças, portanto, se dividem em forças que afetam e forças que são afetadas. Deleuze chamará de espontaneidade por um lado, e receptividade por outro.

> [...] é cada força que tem o poder de afetar (outras) e de ser afetada (por outras, novamente), de tal forma que cada força implica relações de poder; e todo o campo de forças reparte as forças em função dessas relações e de suas variações. Espontaneidade e receptividade adquirem agora um novo sentido – afetar, ser afetado. O poder de ser afetado é como uma matéria da força,

---

[109] FOUCAULT, 1987, p. 29.
[110] DELEUZE, 1988b, p. 78.

> e o poder de afetar é como uma função da força. Só
> que se trata de uma pura função, isto é, uma função
> não-formalizada, tomada independentemente das
> formas concretas em que ela se encarna, dos objetos
> que satisfaz e dos meios que emprega [...] E trata-se
> de uma pura matéria, não-formada, tomada inde-
> pendentemente das substâncias formadas, dos seres
> ou dos objetos qualificados dos quais ela entrará.[111]

Agora, é importante também entender as noções de estratégias ou de diagrama do poder. Pois, se as forças são sempre forças plásticas em relação, não significa que elas se relacionam de qualquer maneira e a qualquer momento ao sabor do acaso. Foucault, em suas análises microfísicas de alguns seguimentos da história, nos revela uma certa maneira pela qual essas forças se põem ou são postas a funcionar. Essa maneira de se pôr em funcionamento ganhará o nome de diagrama ou a estratégia. Portanto, o que Foucault encontra em sua microfísica da modernidade é um diagrama, uma estratégia de poder. A esse diagrama específico, a essa estratégia específica da modernidade, ele chamará de disciplina, encontrando, assim, o que veio a ser conhecido como "sociedade disciplinar". Todavia, na discussão que faço aqui, não seguirei por esse caminho, pois estou tentando pensar as relações de poder não como o que determinou um período histórico, e sim a sua operação constituinte de criação de mundos. Talvez para tal operação nem devêssemos falar em poder, e sim em potência — ou em poder constituinte, como o quer Negri[112] —, desde que se entenda potência não como possibilidades ou como potencialidades, e sim como relações de forças efetivas de criação de mundos já sempre em ato. Tudo bem que em clínica será, todavia, necessária uma análise dos poderes constituídos, dos diagramas que compõem as formas que nos chegam cristalizadas nas situações que acompanhamos, porém, se tal análise é feita, é somente para que esse poder se faça novamente constituinte, para que se resgate a operação diagramatizante das forças, a operação de elaboração de novas estratégias.

Diante dessa visão, pode-se dizer que, se existe um mundo de onde falamos e vemos e do qual falamos e vemos, é porque o

---

[111] DELEUZE, 1988b, p. 79-80.

[112] Sobre as relações entre poder constituinte e poder constituído, ver NEGRI, 2002.

poder, com suas matérias não formadas e suas funções não formalizadas, é capaz de se moldar em formas e funções formalizadas. A microfísica do poder gera uma física do saber. O invisível do poder se torna visibilidade do saber, o não enunciável do poder se torna enunciável no saber. Por um lado, cegueira e mudez do poder, por outro, visão e fala do saber. Diria Nietzsche: "O espaço só surgiu com a suposição do espaço vazio. Este não existe. Tudo é força. Não podemos imaginar o movido e o movente juntos, mas é o que constitui a matéria e o espaço"[113].

Tudo ainda parece um pouco distante se pensarmos o poder independentemente do saber ou o saber como mero representante do poder. O que temos é um complexo saber-poder que já não pode ser pensado separado, entretanto os termos jamais podem também ser identificados um ao outro. São duas dimensões coexistentes, instantâneas uma à outra. Sua relação se dá em uma pura imanência.

É como no sentido que Deleuze dá à afirmação em Nietzsche[114]. A afirmação é sempre dupla: se há uma afirmação do devir que é pura intensidade, há também uma afirmação do ser que se extrai do devir — pura extensividade. Um não subsiste sem o outro. Ou melhor, sem o ser que se extrai do devir, o mundo se dissolveria em uma pura evanescência, em uma pura loucura. O ser é forma que se extrai das forças do devir, o ser é o que substantiva e adjetiva o mundo, é a dimensão da verdade ou da sedimentação. Por outro lado, o ser sem o devir não poderia se diferir no sentido forte do termo, a não ser que a diferença fosse entendida como uma simples mudança de atributos, ou seja, uma diferença mitigada. O devir, então, é da ordem das transformações, do acaso do encontro de forças, do que dá movimento ao ser. Isso é para nós o poder ou a potência, relações plásticas que se diagramatizam dando consistência a uma forma. Dupla afirmação nesse sentido, devir e ser, poder e saber, forças e verdades, intensidade e extensividade. "Ao devir impor o caráter do ser – essa é a máxima vontade de poder... que tudo retorna é a mais extrema aproximação de um mundo do devir em relação ao do ser: ápice da contemplação"[115].

---

[113] NIETZSCHE, 2005, p. 121.
[114] Ver DELEUZE, 2018c.
[115] NIETZSCHE, 2002, p. 94.

Entretanto, há ainda um terceiro momento no pensamento de Foucault que diz respeito a uma nova forma da força se relacionar. Nas relações de poder, o que as forças fazem é interferir na ação de outras forças, porém agora, na subjetivação, a força se dobra sobre si mesma, escapando, assim, das relações de poder, ou melhor, transformando o poder que é poder de afetar outra força em poder de afetar a si mesma. Todavia, não desenvolverei essa ideia de subjetivação neste momento, pois consagrarei a ela uma seção inteira quando for falar da política da amizade. Por ora, quero continuar nessa dinâmica das relações de forças, porém fazendo variar a inflexão. Abordarei agora essa dinâmica através de conceitos tanto espinosistas quanto leibnizianos.

PARTÍCULAS SIMPLES, ABSTRATAS OU VIRTUAIS – AS PEQUENAS PERCEPÇÕES NA CLÍNICA

Devemos pensar que um atributo não tem apenas uma quantidade intensiva, mas uma quantidade extensiva infinita. É essa quantidade extensiva que é atualmente dividida em uma infinidade de partes extensivas. Essas partes são partes extrínsecas, que agem do exterior umas sobre as outras e se distinguem do exterior. Elas formam, todas juntas e em todas as suas relações, um universo em infinita mudança, que corresponde à onipotência de Deus. Porém, sob determinada conexão, elas formam conjuntos infinitos maiores ou menores que correspondem a determinados graus de potência, isto é, a tal ou qual essência de modo. Elas ocorrem sempre por infinidades: uma infinidade de partes sempre corresponde a um grau de potência, por menor que seja; o conjunto do universo corresponde à Potência que compreende todos os graus.

(Gilles Deleuze – Espinosa e o problema da expressão)

Na seção anterior falei de relações de forças enquanto relações de poder. Estendi isso à clínica para entendermos as relações de poder como a potência constituinte de novos mundos e de novos modos de vida. Porém, anteriormente, na seção sobre a abertura intensiva, falei dessa instância como dissolução do tempo cronológico e do espaço métrico, o que permitiu abordar as situações óticas, sonoras e táteis como situações puras e como efeitos clínicos dessa dissolução. Chamei, junto a Deleuze e Guattari, essas situações de perceptos. Agora, pode-se explorar melhor as relações que operam na abertura do espaço e do tempo. Um universo infinitamente movente, um caos dinâmico.

O que se passa nessa abertura intensiva como clínica-acontecimento são virtualidades. São partículas simples ou abstratas que possuem uma matéria ainda não formada e uma função ainda formalizada, mas que se formarão e se formalizarão à medida que se colocarem em relação, partículas que se caracterizam justamente pelas relações que estabelecem. São partículas que só se movem por infinidades, em grupos, em bandos, em multiplicidades. Na realidade são partículas às quais só podemos nos referir através das relações que estabelecem umas com as outras. Partículas que carregam em si apenas graus de potência, que se revelam como poder de afetar umas às outras ou de serem afetadas umas pelas outras. Reencontramos, assim, aquelas partículas que habitavam o caos abordadas no início do livro. Essa figura de caos é, desta forma, um caos dinâmico, pois habitado por infinitas partículas infinitamente pequenas e se movimentando em velocidade também infinita.

Essas virtualidades podem ser entendidas como corpos simples, aos moldes de Espinosa no livro II da *Ética*. Nesse texto o autor enfatiza justamente as relações entre essas partículas, que são chamadas de corpos. Encontramos no livro da *Ética* as seguintes definições: "todos os corpos estão ou em movimento ou em repouso" e "todo corpo se move ora mais lentamente ora mais velozmente", e em seguida acrescenta: "os corpos se distinguem entre si pelo movimento e pelo repouso, pela velocidade e pela lentidão e não pela substância"[116]. Sendo assim, é a velocidade e a lentidão, o movimento e o repouso que darão forma aos corpos. O quer dizer que a organização das formas é um crivo no caos, crivo esse que corresponde à desaceleração dos corpos que antes, com suas velocidades infinitas, percorriam todo o universo estabelecendo e desestabilizando relações no mesmo instante, o que se pode chamar de não relação. Desaceleração que permite, portanto, que tais corpos entrem em relação uns com os outros, porém agora em um regime de velocidade que lhes confere alguma duração, alguma permanência,

Esses corpos são elementos que participam de uma única e mesma substância constituinte que se diferencia somente pelas relações que estabelece. Essa parece ser a concepção de substância em Espinosa. Segundo Deleuze e Guattari, Espinosa engendra, com isso, uma crítica radical do conceito de substância e é essa crítica que conduz a esses

> [...] elementos que não têm mais nem forma nem função, que são portanto abstratos nesse sentido, embora sejam perfeitamente reais. Distinguem-se

---

[116] ESPINOSA, 2008, p. 99.

apenas pelo movimento e o repouso, a lentidão e a velocidade. Não são átomos, isto é, elementos finitos ainda dotados de forma. Tampouco são indefinidamente divisíveis. São as últimas partes infinitamente pequenas de um infinito atual, estendido num mesmo plano, de consistência ou de composição. Elas não se definem pelo número, porque andam sempre por infinidades. Mas, segundo o grau de velocidade ou a relação de movimento e de repouso no qual entram.[117]

Esses elementos abstratos ou corpos simples, o que Deleuze e Guattari chamam de intensidades[118], se compõem em velocidades diferentes para formar indivíduos ou corpos compostos que, por sua vez, entram em relações de composição/decomposição com outros corpos compostos. Nas palavras de Espinosa:

> Quando corpos quaisquer, de grandeza igual ou diferente, são forçados, por outros corpos, a se justaporem, ou se, numa outra hipótese, eles se movem, seja com o mesmo grau, seja com graus diferentes de velocidade, de maneira a transmitirem seu movimento uns aos outros segundo uma proporção definida, diremos que esses corpos estão unidos entre si, e que, juntos, compõem um só corpo ou indivíduo, que se distingue dos outros por essa união de corpos.[119]

É nessa composição de corpos, que se movimentam em proporção definida uns com os outros, que vemos nascer as formas do mundo. Cada forma é composta por uma infinidade de partículas simples em uma relação convergente de velocidade ou lentidão, de movimento ou de repouso. E duram exatamente enquanto essa convergência durar.

Diante disso, a abertura intensiva é um não lugar, um qualquer-lugar ou um espaço qualquer onde ocorre o fissuramento das formas que já é um convite a outras organizações dos corpos simples. A abertura intensiva é a desorganização das formas constituídas que põe os corpos simples em deriva, em um novo regime de

---

[117] DELEUZE; GUATTARI, 1997a, p. 39.
[118] Ver DELEUZE; GUATTARI, 2010, 1995a, 1995b, 1996, 1997a e 1997b.
[119] ESPINOSA, 2008, p. 101.

aceleração para que outras formas daí nasçam. Constitui-se como um mergulho no plano de composição, onde ainda não há formas nem funções determinadas, mas de onde emergirão novamente as próprias formas e funções, de acordo com as relações de movimento e repouso e de velocidade e lentidão entre os elementos abstratos.

Outra maneira de falar dessas partículas é explorada por Leibniz. Ele nos fala de mônadas. Percebe-se no texto sobre as mônadas uma clara influência de Espinosa. Conta a história que Leibniz havia se encontrado com Espinosa e lido os manuscritos da *Ética*, livro que Espinosa não publicara em vida por medo de retaliações. O texto agora é a *monadologia* e já no primeiro aforismo Leibniz define a mônada: "A Mônada, de que falamos aqui, é apenas uma substância simples que entra nos compostos. Simples, quer dizer: sem partes". E logo em seguida, no terceiro aforismo, define o seu caráter abstrato: "Ora, onde não há partes, não há extensão, nem figura, nem divisibilidade possíveis, e, assim, as Mônadas são os verdadeiros Átomos da Natureza, e, em uma palavra, os Elementos das coisas"[120].

Em um outro texto Leibniz chama as mônadas de pequenas percepções. Essas pequenas percepções são, segundo o autor, o que constituem as percepções assim como as conhecemos. Nossos esquemas de percepção não passariam de um acúmulo de micro-percepções ou de mônadas, acúmulo que dá ao mundo clareza e visibilidade. Segundo Leibniz:

> [...] existe uma série de indícios que nos autorizam a crer que existe a todo momento uma infinidade de percepções em nós, porém sem apercepção e sem reflexão: mudanças na própria alma, das quais não nos apercebemos, pelo fato de as impressões serem ou muito insignificantes e em número muito elevado, ou muito unidas, de sorte que não apresentam isola-damente nada de suficientemente distintivo; porém, associadas a outras, não deixam de produzir o seu efeito e de fazer-se sentir ao menos confusamente.[121]

---

[120] LEIBNIZ, 1979a, p. 105.
[121] LEIBNIZ, 1984a, p. 11-12.

É importante entender que Leibniz fala das pequenas percepções não como percepções de nossa consciência, e sim como percepção que, do ponto de vista da consciência, aparecem como difusas, confusas, frouxas ou abstratas. Todavia, "uma abstração não é um erro, desde que se tenha consciência de que aquilo que se esconde não deixa de existir por isso"[122]. Porém, é interessante notar que são justamente essas pequenas percepções que irão compor entre si agrupamentos, associações, paridades para que só assim as percepções claras e distintas que a consciência é capaz de perceber possam ser produzidas.

Leibniz nos dá um exemplo bastante esclarecedor:

> Para melhor julgar sobre as pequenas percepções que somos incapazes de distinguir em meio à multidão delas, costumo utilizar o exemplo do bramido do mar, que nos impressiona quando estamos na praia. Para ouvir este ruído como se costuma fazer, é necessário que ouçamos as partes que compõem este todo, isto é, os ruídos de cada onda, embora cada um desses pequenos ruídos só se faça ouvir no conjunto confuso de todos os outros conjugados, isto é, no próprio bramir, que não se ouviria se esta onda que o produz estivesse sozinha, com efeito é necessário afirmar que somos afetados, por menos que seja, pelo movimento dessa minúscula onda, e que temos alguma percepção de cada um de seus ruídos, por menores que sejam; se assim não fosse, não teríamos a percepção de cem mil ondas, pois cem mil ondas nunca poderiam produzir alguma coisa.[123]

E em seguida apresenta outro exemplo, só que agora relativo ao sono:

> Jamais dormimos tão profundamente, que não tenhamos algum sentido fraco ou confuso; e jamais seríamos despertados pelo maior ruído do mundo, se não tivéssemos alguma percepção de seu início, que é pequeno, da mesma forma como jamais romperíamos uma corda com a maior força do mundo, se ela

---

[122] LEIBNIZ, 1984a, p. 14.
[123] LEIBNIZ, 1984a, p. 12.

não começasse a ser esticada um pouco por esforços iniciais menores, ainda que essa pequena distensão da corda não apareça.[124]

O autor continua a sua análise, no entanto desta vez introduzindo uma pequena variação. As pequenas percepções são agora chamadas de percepções insensíveis. Ele nos fala das inquietações que essas percepções insensíveis causam e como essa inquietação fervilhante pode ser entendida como um movimento do vivo. São

> [...] essas pequenas percepções que nos determinam em muitas ocasiões sem que pensemos, e que enganam o homem vulgar pela aparência de uma *indiferença de equilíbrio* [assim] as pequenas percepções insensíveis produzem em nós essa *inquietação*, [...] inquietação que constitui muitas vezes o nosso desejo e o nosso prazer, dando a estes, por assim dizer, um sal picante.[125]

Estamos, assim, diante de uma microfísica, no sentido de que essa análise trabalha com grandezas infinitesimais. O interessante é que nesse momento Leibniz produz um discurso que vai ao encontro do que podemos entender como clínica: tomar essas *inquietações*, esse fervilhar das pequenas percepções, como o *sal picante* que constitui nossos desejos e prazeres e, diante disso, compor com a potência dessas inquietações, mesmo que a clareza não seja o determinante, pois, segundo Leibniz, "tudo o que podemos, com respeito às grandezas infinitas, é conhecê-las confusamente, e saber ao menos confusamente que elas existem"[126]. E, se trouxemos essas pequenas partículas para discussão, é pelo fato de entendê-las como a matéria da clínica. Mais ainda: através desses conceitos, colocamos um problema para o próprio lugar do clínico, pois, diante de uma matéria abstrata como tais partículas, como fica o clínico, o at? Não era na interação com tais partículas que situávamos a clínica quando a entendíamos como acontecimento? E agora, como entender a figura do acompanhante, obrigado a lidar com micropercepções, com percepções insensíveis?

---

[124] LEIBNIZ, 1984a, p. 12.
[125] LEIBNIZ, 1984a, p. 13.
[126] LEIBNIZ, 1980, p. 15.

Cabe, desta forma, ao clínico acolher-acompanhar o desdobrar da criação que surge do encontro de tais partículas, seus efeitos. Para isso o corpo de quem acompanha precisa estar aberto, precisa ser permeável a essas virtualidades que a todo o tempo o atravessam. E, se, como disse Leibniz, essas partículas só podem ser conhecidas confusamente, talvez seja pelo fato de Leibniz só conceber o conhecimento como clareza da consciência. Entretanto, em clínica, muita coisa se dá por outras formas de conhecimento, talvez intuitivo, talvez pático, quiçá possa-se dizer mesmo inconsciente ou imperceptido. Esse parece ser o convite feito por Reis a quem porventura ocupe o lugar de acompanhante:

> O que estou propondo, não é uma mudança de atitude, no sentido de uma técnica mais pragmática ou mais ativa. Mas, somente que o analista busque, em seu trabalho, a intensificação do corpo e a abertura às forças presentes no mundo, deixando-se guiar pelo tato, ou seja, pela capacidade de sentir com o paciente. Neste sentido, o analista pode devir sensível aos estímulos como o corpo autoerótico do bebê é sensível às primeiras percepções diferenciais. Os sintomas transitórios, as atmosferas, as mínimas manifestações, só podem ser apreendidos nesta dimensão de pequenas percepções e é aí que eles produzem efeitos. Analista e analisando são afetados simultaneamente, embora ocupem lugares diferenciados.[127]

Reis retoma aqui as pequenas percepções. E, mais ainda, situa tais percepções como justamente o que deve ser acolhido através da abertura às forças presentes no mundo. Ao clínico restam ações que, em verdade, são apenas respostas aos efeitos de tais virtualidades. Porém, essas respostas não podem consistir em simples reações ao curso das forças, ao acaso. É necessário que se extraia, das situações em que se encontram tais virtualidades, a força ou as dobras para recolocar os questionamentos. Assim, tais reações podem devir ativas, e afirmarem uma necessidade que se faz saltar do acaso.

---

[127] REIS, 2003, p. 201.

Avançando, pode-se dizer que a composição das pequenas percepções pode ser entendida como uma função estética de criação de mundos e de novas formas de senti-los. Assim, podemos atingir uma dimensão estética da própria clínica. Pois é próprio da clínica buscar a recriação da diversidade de mundos. Apresentar a quem acompanhamos mundos outros que possam desestabilizar seus mundos constituídos e, assim, retomar sua própria potência de recriá-los. Dimensão estética da clínica que lida, sobretudo, com essas pequenas percepções. Essa função estética se encontra, por exemplo, nos estudos que Gil faz de Fernando Pessoa[128].

Gil, lendo os escritos de Fernando Pessoa, enfatiza a função estética de criação de mundos e das formas de senti-los através da composição dessas pequenas percepções. Segundo o autor, Fernando Pessoa elabora ativamente um sistema complexo de compreensão e experimentação onde ele próprio se põe em questão enquanto identidade fixa. As experimentações de Fernando Pessoa e seus heterônimos se dão na direção de uma abertura às infinitas formas de sentir, já que sentir se torna "concentrar a atenção sobre o infinitamente pequeno, onde flutuam as sensações das coisas mínimas"[129]. Fernando Pessoa se apresenta como um analista, mais precisamente um "analisador de sensações", ao se propor a dividir os grandes sentimentos em sensações das coisas mínimas. Porém, para que tal análise ocorra, ele não pode estagnar em uma identidade, ele mesmo, enquanto analista-experimentador, há de viver o desassossego de estar em constante metamorfose: "O estado de estagnação representa a paragem do desassossego, a imobilidade da ausência de vida. Se o *desassossego* é o movimento que prepara e conduz ao devir-outro, a estagnação, deve negar toda a possibilidade de metamorfose"[130].

O desassossego, em verdade, retira da cena os contornos que permitem delimitar até que ponto vai uma coisa e começa outra, abrindo e espaço para o seu plano intensivo e, com isso, para a metamorfose. Essa ausência de contornos faz das sensações verdadeiras atmosferas. Sensações que sem contorno se alastram,

---

[128] Ver GIL, 1987, 2000 a.
[129] GIL, 1987, p. 29.
[130] GIL, 1987, p. 25.

criando, assim, um *clima*. Todavia, tudo isso é sentido e esse clima perpassa também quem assume o lugar do analista, do acompanhante — que agora se torna acompanhante de microssensações.

> O espaço da sensação é o espaço do corpo tornado idêntico ao espaço da chuva: "Chove tanto, tanto. A minha alma é húmida de ouvi-lo. Tanto ... a minha carne é líquida e aquosa em torno à minha sensação dela." Espaço do corpo ou atmosfera são a mesma coisa, reagindo à emoção, dilatando-se, retraindo-se, quebrando-se, amolecendo: eminentemente plástico, o espaço toma todas as formas da emoção; criando a indefinição dos contornos e abrindo a sensação a conexões sensoriais múltiplas, permite o sonho. Assim, ao introduzir a maior das mobilidades no próprio seio da sensibilidade, Fernando Pessoa pode realizar todo o tipo de experiências de sensações, atravessando todos os conjuntos sensoriais possíveis.[131]

Já Rolnik, falando do seu at imaginário, postula a função que lhe concerne: "Seu trabalho depende, antes de mais nada, da conquista em sua própria subjetividade de uma disponibilidade para as reverberações do fora e suas desestabilizadoras tormentas. Uma disponibilidade para desencruar e acolher aquilo que excede a si mesmo, que excede os territórios conhecidos e suas perspectivas cartografias..."[132]

Abertura, portanto, do acompanhante a essas pequenas percepções que passam a ressoar em seu corpo como matéria de intervenção clínica, criando a atmosfera das mudanças. Percepções essas que, mesmo confusamente, deixam revelar figuras estéticas. Figuras que, na clínica, são levadas à dimensão de novas formas de vida. Função estética da clínica que investe na produção da vida como obra de arte.

> Nosso personagem tem a impressão de que está ficando cada vez mais claro em que consiste o seu lugar: é uma espécie de nomadismo permanente o que ele faz – não entre espaços constituídos de teorias e

---

[131] GIL, 1987, p. 28.
[132] ROLNIK, 1997, p. 91.

práticas clínicas como pensava no começo, mas entre dobras da clínica que se produzem ao sabor do acaso, incluindo marcas de dobras anteriores, apropriadas por novas relações de força. E mais, nomadizar entre as dobras de teorias e práticas que vão se desenhando à medida que ele embarca nas linhas de tempo que se apresentam é condição para que obtenha efeitos clínicos em seu trabalho. Trata-se de um nomadismo temporal; uma viagem imóvel.[133]

Continuemos nosso nomadismo e nossa viagem, quiçá imóvel, quiçá em movimentos tresloucados, pelo conceito de território...

---

[133] ROLNIK, 1997, p. 92-93.

PARTE II
ACOMPANHAMENTO TERAPÊUTICO E TERRITÓRIO

UMA HISTÓRIA

Todo homem é uma causa criadora do acontecimento,
um primum móbile com um movimento original.

(Friedrich Nietzsche – Sabedoria para depois de amanhã)

O telefone toca, uma voz meio tensa pede ajuda. Seu filho, há dois anos, não sai do quarto. Além disso, não calça mais nada nos pés, não toma banho, não corta nem penteia os cabelos, fala coisas estranhas ou muito pouco convencionais, muitas vezes incompreensíveis. Sua família não sabe o que fazer, pois já havia tentado algumas coisas que parecem não ter surtido muitos efeitos. O quadro de Sílvio começara a se desenvolver a partir dos 16 anos, até aí havia levado uma vida relativamente comum. Sua crise se instaurou através de um processo progressivo e extremamente veloz de ruptura com o mundo. Em menos de três meses, saíra da escola, parara todas as suas atividades do dia a dia e deitara-se na cama, lá permanecendo.

Logo no começo da história, chamaram um médico que lhe deu um diagnóstico de esquizofrenia e lhe receitou algumas medicações que, segundo o próprio psiquiatra, não estavam fazendo nenhum efeito. O médico havia tido apenas alguns encontros com o rapaz e fazia as receitas de acordo com os relatos feitos pelos seus pais.

Durante o tratamento medicamentoso, foram feitas outras tentativas: uma vez foi uma benzedeira, outra vez foi um grupo jovem guiado por um padre amigo da família. Ainda teve alguns vizinhos, uns parentes — inclusive um, tido como médium, que deu uma explicação que ninguém entendeu direito. Todos iam e vinham sem conseguir estabelecer nenhuma relação com o rapaz. Ninguém parecia permanecer por muito tempo, logo se desinteressavam diante de sua não resposta e não voltavam mais.

Sua mãe me ligou pedindo por mais alguma coisa que ainda não havia sido tentada. Pergunta ela ao telefone: *Você é que faz Acompanhamento Terapêutico?*, como alguém que pede uma receita ou um remédio. Respondi que sim e ela começou a me falar que queria alguém que fizesse seu filho tomar banho, sair da cama, cortar e pentear os cabelos, voltar a surfar... Foram tantas tarefas e expectativa que ela depositou em mim que tive uma imensa dificuldade de a fazer entender que não era esse o meu trabalho, que todas essas coisas poderiam, porventura, até chegar a acontecer, todavia esses não eram os objetivos, e que tudo, na realidade, dependia de como se daria o contato entre mim e o seu filho e o que ele conseguiria construir a partir de nossos encontros. Parecia-lhe estranha essa forma de trabalho, pois imaginava alguma solução rápida, porém, aos poucos, foi entendendo e acreditando. Em dado momento da conversa, falou: *Então é como se você fosse um amigo dele!* Respondi que poderíamos dizer que sim, que essa talvez fosse uma boa forma de entender essa proposta de trabalho e que *amigo qualificado* inclusive havia sido o primeiro nome dado a essa prática de AT. Ela riu e marquei um encontro para ver a situação em que se encontrava o seu filho.

Ao chegar ao quarto de Sílvio, deparei-me com um espaço escuro, mórbido, bastante desarrumado e um cheiro horrível. Na cama um corpo que não parecia notar a minha presença. Não respondeu às minhas perguntas e parecia indiferente à crise de choro que sua mãe começara a ter ao meu lado. Pedi a sua mãe que nos deixasse a sós e sentei-me em uma cadeira ao lado de sua cama. Fiquei ali mais ou menos uma hora sem que nada aparentemente acontecesse, a não ser um jogo de olhares, onde ele evitava o encontro com o meu olhar. Eu, por outro lado, possibilitava que ele me olhasse sem que eu estivesse o olhando. Em determinado momento, tudo isso pareceu uma brincadeira onde eu olhava e ele desviava o olhar, assim como quando ele me olhava eu desviava o olhar. No final lhe disse apenas que estava indo embora e que voltaria o mais breve possível. Ao sair de seu quarto, sua mãe me perguntou: *E aí, você pode ajudar?* Falei das minhas impressões e preparei uma proposta de um trabalho que consistia na ocupação daquele espaço. Expliquei-lhe que talvez demorasse um longo tempo para que conseguíssemos ver alguma mudança, mas que seria certamente possível — encontrava-me particularmente entusiasmado com a qualidade lúdica do que havíamos vivido.

Disponibilizei-me a estar naquele espaço o maior número de dias que a situação permitisse.

Minha estratégia foi a de sempre trazer uma novidade, algo que pudesse mudar o *clima* do ambiente. Aproximadamente oito meses depois, começamos a obter algumas respostas interessantes, pois ele começava a reagir aos objetos e situações que eu vinha lhe apresentando de várias formas. Ora reagia com pequenos olhares; ora virando-se na cama como numa clara recusa; ora parecia interessado; ora dava gargalhadas inesperadas que pareciam mais um filme de terror, e assim por diante.

Nesse meio-tempo bastante coisa foi feita, assim como muitas dessas coisas foram repetidas inúmeras vezes. Leu-se muito em voz alta, desde o jornal do dia até livros de filosofia e poesias, passando por bulas de remédios ou rótulos de produtos. Elementos novos foram inseridos à paisagem do quarto: algumas pedras de tamanhos e cores diferentes, alguns galhos de árvore ou plantas. Novos cheiros foram trazidos por incensos, perfumes ou frutas fortes. Novos sons em ritmos diferentes, músicas, instrumentos etc. Toques e massagens de diversos tipos foram apresentados a seu corpo, assim como uma infinidade de texturas. Filmes, desenhos, documentários foram vistos em seu quarto.

Com o passar dos encontros, aquela dinâmica que se deu entre nossos olhares foi se estendendo para os objetos que eu ia inserindo na paisagem de seu quarto. Eu via em seus olhos um misto de recusa e de curiosidade, de tal forma que ele olhava para as coisas que eu trazia, todavia, ao mesmo tempo, se irritava com o fato de ter que olhar e tentava tampar ou desviar os olhos. Na primeira vez que toquei seu corpo, ele soltou uma gargalhada horripilante, quase como se o toque lhe proporcionasse algum tipo de *cócegas* insuportável. Diante desses toques, ele ora parecia ter um prazer descomunal, ora se retraía todo como numa dor insuportável. Quanto aos elementos olfativos, parecia que mudavam sua forma de respiração; e os auditivos eram às vezes recusados através de um travesseiro sob o qual ele escondia a cabeça.

O que é certo é que o rapaz começou a se relacionar com tais fragmentos de mundo, conectando-se com um número cada vez maior de elementos. Creio que essa ampliação de seu universo existencial foi o que possibilitou, mais de um ano depois, sua primeira ida à rua. Sobre a construção, muitas vezes lenta, de uma saída à rua nos fala o Grupo Trama:

> [...] rua está sempre no horizonte do acompanhante, se não pelo fato dele estar inscrito nessa circulação, de poder dispor desse recurso para si, mas porque é da rua que ele vem quando encontra um paciente, levando consigo as marcas que esse lugar pode fazer. Aliás, como pudemos experimentar [...], às vezes é preciso falar da rua, de suas características, dos lugares e perigos, entes que o paciente possa querer se incluir em uma saída. Para isso, o acompanhante oferece seu corpo e seu desejo, buscando o aparecimento de uma mínima curiosidade que, acredita, possa vir a ser o motor de um desenclausuramento.[134]

Na rua, o trabalho ganhava amplitudes fantásticas, pois as conexões foram se expandindo de tal forma que um ou dois anos depois podíamos encontrá-lo andando pela rua sozinho, indo e voltando para lugares definidos, entrando em lojas de sucos, conseguindo obter o que queria etc. Já estabelecia uma rede relativamente complexa de relações com a comunidade em torno da qual girava. Muitas pessoas da rua, como vendedores, flanelinhas, camelôs, guardas de trânsito, já o conheciam.

Não sabemos bem os motivos, porém o que havia acontecido em sua vida era um estreitamento de todas as suas relações com mundo, seu território existencial estava totalmente endurecido, não conseguia se desfazer para dar lugar a outros. Eu o encontrarei em um estado onde estabelecia um mínimo de relações possíveis e nada parecia tirá-lo de tal situação, parecia tender a um descolorido, a um silêncio, a um zero absoluto; vivia em um ínfimo território. Para piorar a situação, parecia nem tentar escapar desse território em que se encontrava, nada o impulsionava para fora, não se debatia, não tentava; mortificava-se passivamente, sem oferecer a menor resistência. Apenas se deitava e esperava. A sensação de vazio que se presentificava em seu quarto era imensa. Entrar lá era como entrar em um grande deserto.

---

[134] GRUPO TRAMA, 1997, p. 123.

Entretanto *algo* nele — diria inclusive que em detrimento dele — ainda insistia. Daquele ínfimo território existencial, como que contra sua própria vontade, em uma brecha de seu rosto, seus olhos queriam brincar, brincavam de esconde-esconde com os meus. Aquelas pequenas bolas azuis, hesitantes, se destacavam naquela paisagem desértica de seu quarto. Aqueles olhos! Única diferença em um mar indiferenciado. Olhos onde habitava a vida, não a vida como uma ação voluntária de um sujeito ou de uma interioridade, porém TODA a vida pulsando ali no seu jogo de vaivém, de expansão e retração. Tudo isso a despeito do próprio sujeito que se nadificava. Era TODA a vida que se apresentava ali em seus olhos e era exatamente TODA a vida que queria esconder-se, furtar-se, todavia sem deixar de olhar o que deixava para trás. Esse paradoxo onde algo quer se esconder, porém quer se esconder ao mesmo tempo se mostrando, essa estranha situação, esse lúdico que emerge ali em seus olhos é a que darei o nome, mais à frente, de ritornelo[135]. Todo o trabalho, assim sendo, se constituiu em, a partir desse olhar, desse pequeno fragmento de seu rosto, lhe apresentar conexões possíveis com fragmentos de mundo, para que, a partir desse contato, se pudesse fazer uma passagem para outros territórios. Não pensava em adaptação ou em mudar o seu comportamento — efetivamente não tinha em foco que comportamentos deveriam ou não ser gerados. Qualquer um já era uma alegria! Nossa única intenção era ampliar seu espectro de relações, de conexões. Acreditava que essa ampliação por si só daria passagem à vida que pulsava em seus olhos, agora em um regime de expansão existencial.

Na verdade, a construção de tudo isso que expus aqui se deu ao longo do tempo, lá, em ato, o que se apresentava era uma afetação mútua, uma situação puramente *pática*. Seu olhar me afetava e, afetando-me, me convidava a algo que eu não sabia o que era. Eu aceitava o convite; todavia, para que algo realmente pudesse efetivar-se, era necessário um mundo que oferecesse sustentação a tal convite. No jogo da relação coube a mim, em um primeiro instante, enquanto at, trazer os fragmentos possíveis para a edifi-

---

[135] Ritornelo é um conceito que será apresentado mais à frente, por enquanto basta entendê-lo como um fragmento expressivo que se destaca de um conjunto total.

cação de um tal mundo, de um tal território, pois os seus olhos me convidavam. Um mundo se edificava enquanto a todo o momento o convite era refeito.

Na descrição do caso usei propositalmente noções como território e ritornelo para que nas próximas seções pudesse abordar tais noções, dando-lhes, entretanto, uma maior consistência.

AUTOCRIAÇÃO E TERRITÓRIO

*E isso é uma lei universal; cada vivente só pode tornar-se saudável,
forte e frutífero no interior de um horizonte; se ele é incapaz de
traçar um horizonte em torno de si, e, em contrapartida, se ele pensa
demasiado em si mesmo para incluir no interior do próprio olhar um
olhar estranho, então definha e decai lenta ou precipitadamente em
seu ocaso oportuno.*

(Friedrich Nietzsche – Sabedoria para depois de amanhã)

Servir-se de espaços rotineiros, circular por espaços desconhecidos, criar espaços inexistentes, atravessar espaços assustadores, transformar espaços como quem reorganiza os móveis de uma sala ou quarto, desorganizar espaços extremamente rígidos, organizar espaços demasiado caóticos; são essas as táticas de uma arte: a arte de ocupar territórios. O AT é uma prática que pensa sem cessar essas táticas de ocupação. Entretanto, ocupação aqui não quer dizer que os territórios estejam dados, prontos à espera de quem, porventura, venha ocupá-los. Ocupar territórios é, antes de qualquer coisa, liberar as condições necessárias para que potências autônomas criem tanto o território quanto quem o ocupa.

O território é a instância que garante um mínimo de constância à vida. Sem território, é-se lançado em um estado indiferenciado onde não se tem mais duração alguma. A vida, nessas condições, parece desabar, tudo se torna aleatório, turbulento, caótico. A cada passo que se dá, não se encontra mais chão algum, nada há a se esperar, nada há para se reter. A vida permanece, assim, imersa em uma indiferenciação absoluta.

Um território se dá por sutilezas surpreendentes. É o que se vê muitas vezes com crianças autistas, que precisam tocar com a mão a ponta específica de um determinado objeto, ou um ponto em uma parede, ou mesmo um ponto fixado no ar. Entretanto, tocar uma vez só não basta, é necessário repetir o toque no mesmo ponto, e em seguida mais um toque, outro e mais outro. Cada toque funcionando em ondas sucessivas que vão se expandindo, ganhando consistência, até que um território comece a se constituir. O que se nota é que, sem tal território, mesmo que ainda mínimo, a criança não passará a outros territórios, não sairá do lugar, não possuirá um trampolim de onde possa se lançar em um deslocamento. Seus toques insistirão até que se possa arriscar uma mudança de território, todavia não sem o perigo sempre presente de ver tudo desabar nessa passagem, o que obrigaria a retornar ao ponto. Tudo se passa como se toda existência se concentrasse em tal ponto. Esse exercício de estabelecer um território torna-se uma função vital. Acompanhamos, muitas vezes, como a impossibilidade de repetir tais toques desperta a angústia e o desespero de tais crianças, e conforme o caso, corre-se o risco de vermos o descontrole e a violência arrastarem toda a cena para um caos onde tudo se perde.

Ainda, pode-se ver um cachorro marcar um perímetro com a urina de forma tal que lhe garanta um território. A invasão desse território por outro cheiro, especialmente se for de um outro cachorro, levará à necessidade de remarcação do território tantas vezes quanto necessário. O que está em jogo é a defesa tanto do território quanto da existência. Há também uma função vital na construção de tais territórios. No jogo de defesa e constituição do território, a vida concorre como um todo.

Para pensarmos o surgimento do território, irei utilizar a conceitualização que Deleuze e Guattari desenvolveram no segundo tomo da obra que se chamou *Capitalismo e Esquizofrenia*. O primeiro tomo havia sido *O anti-Édipo*[136], livro lançado em 1972, que nascera a reboque dos acontecimentos de Maio de 68, segundo os próprios autores[137]. No *O anti-Édipo* há uma crítica aberta à concepção representacional do desejo pensado pela psicanálise, especialmente a lacaniana. Contra tal concepção os autores criam uma visão materialista que entende o desejo como produção.

---

[136] DELEUZE; GUATTARI, 2010.
[137] DELEUZE, 1992.

UM PASSEIO *ESQUIZO* PELO ACOMPANHAMENTO TERAPÊUTICO

No segundo tomo, *Mil platôs*[138], lançado oito anos depois, em 1980, enfatizam concepções espaciais da subjetividade[139]. O próprio nome do livro já indicava tal proposta ao utilizarem a noção de platôs. Mais tarde, ao escreverem um livro sobre a fundação e a dinâmica da filosofia em relação tanto com a ciência e a arte, usariam o termo *Geo-filosofia* enfocando as dimensões também espaciais do próprio pensamento[140]. Em *Mil Platôs* conceitos como os de território, estrato, rizoma, geologia, cartografia, buraco negro, rostidade, fractal e muitos outros concorrem para a noção de subjetividade.

E, se enfatizo questões que se ligam a concepções geográficas da subjetividade, é pelo simples motivo de que, enquanto ats, vivemos às voltas com problemas dessa ordem. Há inclusive quem defina certas intervenções do AT como um *fazer intervir a geografia*. É o caso de Neto, que apresenta em seu texto um belo caso onde um circuito territorial viciado é desestabilizado ao se fazer intervir outros cantos de uma cidade. Diz ele: "Entre Chico e sua atração pelo pornô explícito foi, então, possível interpor a geografia, abrindo espaço para que pudesse gravitar por outras órbitas"[141]. E, terminando o seu texto, conclui pela singularidade desse *fazer intervir a geografia* na prática do AT:

> Procurando identificar o que em nosso trabalho faz singularidade, no sentido de contribuir para alguma diferença no campo conceitual, deparo-me com a dimensão espaço-temporal que a clínica do AT inaugura na relação terapeuta-paciente. Penso que operamos

---

[138] A edição brasileira de *Mil platôs* foi dividida em cinco volumes. Ver DELEUZE; GUATTARI, 1995, 1995b, 1996, 1997a e 1997b.

[139] Michel Foucault, em uma entrevista de 1976, discute a utilização de termos da geografia em seu próprio discurso: "A utilização de termos espaciais tem um quê de anti-história para todos que confundem a história com as velhas formas da evolução, da continuidade viva, do desenvolvimento orgânico, do progresso da consciência ou do projeto da existência" ou ainda "Metaforizar as transformações dos discursos através de um vocabulário temporal conduz necessariamente à utilização do modelo da consciência individual, com sua temporalidade própria. Tentar ao contrário decifrá-lo através de metáforas espaciais, estratégicas, permite perceber exatamente os pontos pelos quais os discursos se transformam em, através de e a partir das relações de poder" (FOUCAULT, 1976, p. 158-159). Como vimos antes, através da ideia de intempestivo proposta por Nietzsche, estamos trabalhando com uma concepção de subjetividade que se dá justamente no rompimento com o determinismo histórico. As concepções espaciais de subjetividade parecem cumprir esse papel.

[140] Ver DELEUZE; GUATTARI, 1992.

[141] NETO, 1997, p. 106-107.

> alguma "transformação" no sofrimento excessivo de nossos sujeitos – que nos chegam porque "represados", "capturados", "fechados" em um determinado lugar e/ou posição – quando conseguimos abrir alguma brecha entre eles e esses lugares, deixando entrar outros espaços: outros relevos, outros climas, outras órbitas. A isso chamei nesse texto de "interpor a geografia", e só podemos fazê-lo se carregamos essa possibilidade conosco, permitindo que ela exista (a geografia) também entre nós e nossos sujeitos e que banhe os nossos pensamentos sobre eles e a nossa clínica com eles.[142]

A questão da geografia é fundamental quando falamos de AT. Diante disso, partirei para a discussão conceitual que acredito poder nos auxiliar. Em um primeiro momento da discussão, acompanharei o conceito de território tal como formulam os autores de *Mil Platôs*, para que depois possa fazê-la ressoar com outras referências teóricas. Acredito que o conceito de território é de suma importância para o entendimento do AT: esse nome entre tantos da clínica!

Para Deleuze e Guattari, o território nasce do caos e possui um movimento de constituição que vai do indiferenciado ao estabelecimento de um centro, mesmo que frágil; desse centro a uma posse ou a um "em-casa"; dessa posse a um outro território. E assim escapa-se do buraco negro onde reina o caos.

Para falar do salto que se dá do caos a uma instância central, os autores usam o exemplo de uma criança cantarolando imersa na escuridão. Nas palavras de Deleuze e Guattari:

> Uma criança no escuro, tomada de medo, tranquiliza-se cantando. Ela anda, ela pára, ao sabor de sua canção. Perdida ela se abriga como pode, ou se orienta bem ou mal com sua cançãozinha. Esta é como o esboço de um centro estável e calmo, estabilizador e calmante, no seio do caos. Pode acontecer que a criança salte ao mesmo tempo que canta, ela acelera ou diminui seu passo; mas a própria canção já é um salto: a canção salta do caos a um começo de ordem no caos, ela arrisca também deslocar-se a cada instante.[143]

---

[142] NETO, 1997, p. 107-108.
[143] DELEUZE; GUATTARI, 1977, p. 116.

O cantarolar torna-se um centro organizador provisório[144], funcionando como um suporte para a criança tomada pelo medo, garantindo estabilidade e tranquilidade em meio à escuridão de um caos apavorante. Nesse contexto, o território não é concebido como algo pronto e organizado, mas sim como resultado de uma instância autoconstrutiva. O "salto" que ocorre do caos ao início da ordem é sempre construído, criado e produzido por uma função autocriativa, autoprodutiva ou maquínica, ativada por meio da repetição.

A palavra *auto* destaca a capacidade de engendrar processos de constituição, ou um poder constituinte[145], antes mesmo de surgirem o sujeito e o objeto desses processos. Ao contrário, sujeito e objeto são partes consequentes do próprio processo de constituição. Deleuze e Guattari, desde *O Anti-Édipo*, utilizam o conceito de máquinas desejantes para pensar essa autonomia dos processos constitutivos, referindo-se a eles como processos maquínicos. A ideia é que a produção está intrinsecamente ligada ao produto, tornando insustentável uma distinção entre natureza e cultura, ou entre coisa em si e coisa criada. "Há um consumo atual da nova máquina, um prazer que podemos qualificar de autoerótico, ou antes, de automático, onde se celebram as núpcias de uma nova aliança, um novo nascimento, num êxtase deslumbrante, como se o erotismo maquinal libertasse outras potências ilimitadas"[146].

Pode-se caracterizar essa posição de construtivista, ou de um "criacionismo ateu". Kastrup usa a expressão "criacionismo ateu" para diferenciar o resgate que Maturana e Varela fazem do criacionismo[147]. Na biologia, o evolucionismo nasce em oposição ao criacionismo até então reinante, um criacionismo que sempre pressupunha um criador transcendente ao sistema criado. Nesse caso, criador se separa de criatura, colocando-se, no mínimo, em planos diferentes. Maturana e Varela restauram o criacionismo, porém um criacionismo sem criador ou onde o criador e a criatura não mais se separam, amalgamando-se, assim, em um processo de

---

[144] Adiante farei intervir o conceito de atratores estranhos tal como a ciência o pensa. Isso nos ajudará a entender a relação entre caos e organização.

[145] Ver NEGRI, 2002.

[146] DELEUZE; GUATTARI, 2010, p. 34.

[147] Ver KASTRUP, 1995.

criação referenciado ao próprio processo, ou seja, uma autocriação situada em um plano de pura imanência. O conceito-chave para Maturana e Varela é o de autopoiese[148].

Kastrup, pensando a diferença entre ciência e filosofia, proposta por Deleuze e Guattari no livro O que é a filosofia?, faz justamente uma análise do uso, por esses autores, do conceito de autopoiese proposto por Maturana e Varela:

> Maturana e Varela restauram o criacionismo, inimigo mortal que o evolucionismo pretendia ter para sempre eliminado da biologia. Através desses autores o criacionismo ressurge, mas trata-se agora de um criacionismo ateu, sem instância criadora: autocriação, autoposição, autopoiese. É justamente essa modalidade de criacionismo que desperta o interesse de Deleuze e Guattari.[149]

A autora nos diz, todavia, que há uma diferença no uso que Deleuze e Guattari fazem do conceito de autopoiese. Tal diferença se caracteriza pelo fato de esses autores se colocarem no plano filosófico e não mais científico, como Maturana e Varela. Para os últimos, o processo autopoiético de engendramento da vida tem uma limitação, que é dada pelo valor da sobrevivência biológica. Há o eixo da criação, porém esse eixo tem que se cruzar com o eixo da sobrevivência, ou seja, a autocriação só tem valor se garantir a continuidade do processo biológico do viver. Na passagem operada por Deleuze e Guattari do conceito de autopoiese para a filosofia, esse segundo eixo, o da sobrevivência, não será referido unicamente à sobrevivência biológica. Em verdade, é uma nova concepção de vida que está em jogo, um novo vitalismo. Zourabichivili, falando do vitalismo em Deleuze, nos dirá:

> É, por conseguinte, recusando-se a circunscrever a vida nos limites do vivo formado, e assim a definir a vida pela organização, que a tendência evolutiva ou criadora que atravessa o vivente pode ser pensada, para além da alternativa insatisfatória do mecanismo

---

[148] Ver MATURANA; VARELA, 2001.

[149] KASTRUP, 1995, p. 100.

> e do finalismo. Essa recusa leva, naturalmente, seja a se proporcionar a vida sob a forma de um princípio distinto da matéria, seja a conceber a matéria mesma como vida, [...] designando como vida a atividade criadora anônima da matéria que, a um dado momento de sua evolução, faz-se organização: essa segunda via desemboca na concepção de uma vitalidade fundamentalmente inorgânica. [...] o que está em jogo nessa redefinição da vida, vamos repetir, é pensar em que o vivente formado está em excesso sobre sua própria organização, em que a evolução o ultrapassa e o transborda [...] a vida deve ser concebida aquém da organização, como pura criação da natureza [...].[150]

O que Deleuze e também Guattari fazem é colocar o processo de autopoiese não mais como função exclusivamente do vivo enquanto biologia, e sim colocá-lo a serviço de uma vida que percorre todo o cosmos, ou melhor, a autopoiese como uma potência cosmogônica de vida constante, ou o que Guattari veio chamar de caosmose — neologismo que mistura as palavras caos, osmose e cosmos. A vida, em seu sentido não orgânico, não se limita ao biológico — mesmo que em alguns casos passe pelo biológico — e diz respeito, por exemplo, também às formações sociais. Nesse sentido, Guattari faz uma crítica à distinção proposta por Varela entre autopoiese e alopoiese retomando a sua concepção de máquina cunhada junto a Deleuze. Diz-nos o autor:

> Francisco Varela caracteriza uma máquina como "o conjunto das inter-relações de seus componentes independentemente de seus próprios componentes". A organização de uma máquina não tem, pois, nada a ver com a sua materialidade. Ele distingue dois tipos de máquinas: as "alopoiéticas", que produzem algo diferente delas mesmas, e as "autopoiéticas", que engendram e especificam continuamente sua própria organização e seus próprios limites. Estas últimas realizam um processo incessante de substituição de seus componentes porque estão submetidas a perturbações externas que devem constantemente compensar. De fato, a qualificação de autopoiética é reservada por

---

[150] ZOURABICHVILI, 2004, p. 115-116.

> Varela ao domínio biológico; dela são excluídos os sistemas sociais, as máquinas técnicas, os sistemas cristalinos, etc. – tal é o sentido de sua distinção entre alopoiese e autopoiese. Mas a autopoiese, que define unicamente entidades autônomas, individualizadas, unitárias e escapando às relações de *input* e *output*, carece das características essenciais aos organismos vivos, como o fato de que nascem, morrem e sobrevivem através de *phylum* genéticos. [...] Parece-me, entretanto, que a autopoiese mereceria ser repensada em função de entidades evolutivas, coletivas e que mantêm diversos tipos de relações de alteridade, ao invés de estarem implacavelmente encerradas nelas mesmas. Assim as instituições como as máquinas técnicas que, aparentemente, derivam da alopoiese, consideradas no quadro dos agenciamentos maquínicos que elas constituem com os seres humanos, tornam-se autopoiéticas *ipso facto*. Considerar-se-á, então, a autopoiese sob o ângulo da ontogênese e da filogênese próprias a uma mecanosfera que se superpõe à biosfera.[151]

Enquanto Maturana e Varela pensam uma máquina autopoiética biológica fechada, separando-a de uma máquina alopoiética aberta, em conexão com o mundo, Deleuze e Guattari querem pensar uma dinâmica de autocriação que não separe mais o biológico do social, do cultural etc. Para isso, Deleuze e Guattari abrem as máquinas em um regime de conexões que se dá entre fluxos que se situam antes de qualquer separação entre natureza e cultura. Essa posição não encontra na natureza um mundo dado, ao contrário, quando nada se constrói, quando nada se artificializa[152] ou quando nada se cria, o que temos é o caos como princípio reinante. A natureza tem função criadora, ao mesmo tempo que é o produto dessa criação. Por isso, a noção de território nos é fundamental. Através dessa noção é que vemos a emergência do mundo, do cosmos. Só há mundo ou cosmos quando uma produção criativa imanente faz emergir um território. Nesse sentido, a criação de território é sempre a criação de mundo, é sempre uma cosmogonia.

---

[151] GUATTARI, 1992, p. 51-52.
[152] Ver ROSSET, 1989.

Retomando a constituição do território a partir do caos de que falava anteriormente, o que vemos é uma operação desse tipo. Uma criação autônoma que constitui um frágil centro. Criação essa que não parte de nenhum outro lugar senão desse próprio esboço que cria. Um criacionismo sem criador, ou onde criador e criatura se confundem num movimento que se lança nos dois sentidos.

Entretanto, esse salto do caos que constitui um primeiro centro estabilizador parece ser ainda muito frágil. As forças do caos rondam esse centro e a qualquer momento o invadirão, jogando-nos novamente no terror do indiferenciado sem nenhuma boia à qual possamos nos agarrar. O centro, mesmo que frágil, necessita expandir-se, ganhar terreno para que, de um porto mais ou menos seguro, as forças do caos possam ser selecionadas, avaliadas, filtradas pelo próprio território, garantindo um mínimo de organização, de estabilidade. É que, em torno desse ponto, começa-se a delinear um círculo mais amplo composto de elementos selecionados. Desse círculo podem ser selecionadas as forças que entrarão em regime de composição com o próprio território. Esse terreno que se constrói em volta do centro é o que os autores caracterizam como o domínio da posse, de um estar em-casa[153].

Agora as coisas parecem mais calmas, respira-se aliviado, um suspiro. Já estamos em-casa, pois o território agora se caracteriza como uma posse. É interessante ressaltar que esse estar-em-casa ou essa posse não é um encontro com o que foi sempre seu, e sim uma construção constante daquilo que lhe pertence; uma posse certamente, todavia a posse como novidade, criação, emergência; a posse do que lhe pertence sem nunca antes ter lhe pertencido, uma verdadeira possessão, uma grilagem do novo. Uma posse que fará surgir tanto o possuído quanto o possuidor. Dessa posse ou desse estar-em-casa nos falam os autores:

> Agora, ao contrário, estamos em casa. Mas o em-casa não preexiste: foi preciso traçar um círculo em torno do centro frágil e incerto, organizar um espaço limitado. Muitos componentes bem diversos intervêm, referências e marcas de toda espécie. Isso já era verdade no caso precedente. Mas agora são componentes

---

[153] Remeter ao livro da RT.

> para a organização de um espaço, e não mais para determinação momentânea de um centro. Eis que as forças do caos são mantidas no exterior tanto quanto possível, e o espaço interior protege as forças germinativas de uma tarefa a ser cumprida, de uma obra a ser feita. Há toda uma atividade de seleção aí, de eliminação, de extração, para que as forças íntimas terrestres, as forças interiores da terra, não sejam submersas, para que elas possam resistir, ou até tomar algo emprestado de caos através do filtro ou do crivo do espaço traçado.[154]

No processo de construção do território, "um erro de velocidade, de ritmo ou de harmonia seria catastrófico, pois destruiria o criador e a criação, trazendo de volta as forças do caos"[155]. O território não é apenas um espaço que se cria para se apossar. Na construção do território, também está em jogo o criador do próprio território, o que nos leva a dizer que o criador não habita algum plano externo ou transcendente ao plano criado, e sim que ele é imanente ao próprio território que emerge. A criança que cantarola não está fora do próprio território que a garante, e sim, ao contrário, ela já é parte do próprio território, tanto como criador quanto como criação. Vemos surgir, assim, de seu cantarolar não somente o território, e sim ela mesma enquanto alguém que cantarola, o que faz dela parte de todo o território. A vida como um todo concorre para a criação do território, em um só ato surge o território e quem o cria.

Acontece que o espaço foi delimitado e minimamente organizado. Há um interior e um exterior. Propriamente uma casa que se distingue do fora com suas forças caóticas. E toda espécie de coisas ou fragmentos de coisas entram nessa nova composição, sobretudo estética. É eroticamente selecionado o que se caracterizará como um dentro, criando, assim, uma recorrência pela qual é possível se apropriar e se reconhecer. É como uma pequena ilha que extrai da própria terra aquilo que é vital para constituir um mínimo de duração.

---

[154] DELEUZE; GUATTARI, 1977, p. 116.

[155] DELEUZE; GUATTARI, 1977, p. 116.

Da construção de uma posse, salta-se, enfim, a outros territórios. Os territórios se comunicam e, no percurso de um território ao outro, vemos surgir trajetos[156].

> Agora, enfim, entreabrimos o círculo, nós o abrimos, deixamos alguém entrar, chamamos alguém, ou então nós mesmos vamos para fora, nos lançamos. Não abrimos o círculo do lado onde vêm acumular-se as antigas forças do caos, mas numa outra região, criada pelo próprio círculo. Como se o próprio círculo tendesse a abrir-se para um futuro, em função das forças em obra que ele abriga. E dessa vez é para ir ao encontro de forças do futuro, forças cósmicas. Lançamo-nos, arriscamos uma improvisação. Mas improvisar é ir ao encontro do Mundo, ou confundir-se com ele. Saímos de casa no fio de uma cançãozinha. Nas linhas motoras, gestuais, sonoras que marcam o percurso costumeiro de uma criança, enxertam-se ou se põem a germinar "linhas de errância", com volteios, nós, velocidades, movimentos, gestos e sonoridades diferentes.[157]

Agora temos, além do ponto de emergência do caos, um círculo ou uma pequena casa com seu interior, um pequeno território. Essa casa, que cria a sua própria fundação, portanto autofundada, tem como dois lados. Um voltado para o caos e suas forças desestabilizadoras e o outro voltado para o mundo constituído, isto é, para outros territórios já existentes. O seu lado voltado para caos pode ser chamado de Fora, já o lado voltado para os outros territórios pode ser chamado de exterior.

É importante entender que esse processo de constituição do território não se dá por etapas evolutivas, estando os momentos supradescritos misturados, funcionando num sistema coexistente de revezamento. "Ora o caos é um imenso buraco negro, e nos esforça-

---

[156] Nessa passagem de um território ao outro, será necessário fazer intervir a figura da desterritorialização, o que será feito mais à frente. Para isso, terei que mudar o ângulo de análise, pois agora estou focando apenas o surgimento do território a partir do caos. A desterritorialização nos situará justamente na passagem de um território a outro, localizando o caos não mais em um momento de constituição original, e sim no espaço entre-dois onde concorrerá para a criação de outros territórios a partir de territórios já constituídos.

[157] DELEUZE; GUATTARI, 1977, p. 116-117.

mos para fixar nele um ponto frágil como centro. Ora organizamos em torno do ponto uma 'pose' (mais do que uma forma) calma e estável: o buraco negro tornou-se um em-casa. Ora enxertamos uma escapada nessa pose, para fora do buraco negro"[158]. Na luta contra as forças do caos, os três momentos concorrem como se fossem apenas um, onde se dará um território. Caso contrário, só teremos forças caóticas arrastando todo o campo. A distinção em etapas é apenas formal, didática, explicativa, e o que temos que extrair daí é uma função de organização ou de constituição. Ou esses momentos se dão, ou nada mais se dará. Tais momentos da constituição do território serão entendidos como uma ação constituinte. Porém há uma operatória que trabalha nesse processo. Essa operatória os autores chamam de *ritornelo*.

Esta é uma noção retirada da música que Guattari vinha desenvolvendo desde *O inconsciente maquínico*[159], livro publicado na França um ano antes do *Mil platôs*, em 1979. Em música, ritornelo tem ao menos quatro sentidos que são descritos pelo dicionário *Aurélio*:

> **Ritornelo. 1.** Estribilho. **2.** *Mus.* A começar do séc. XVII, principalmente, breve episódio instrumental que alterna com a voz, em forma de prelúdio, interlúdio ou poslúdio, e no qual aparecem elementos do tema. **3.** *Mus.* No concerto clássico, a volta de todos os instrumentos da orquestra, após um solo instrumental. **4.** *Mus.* Repetição de um trecho musical, assinalada por um travessão duplo e pontuado; réplica.[160]

Guattari sozinho — e posteriormente junto com Deleuze —, quando se utiliza dessa noção de ritornelo, não se restringirá apenas ao uso formal dado pela teoria da música. Irá transportar tal noção para o campo da etologia, privilegiando principalmente os exemplos que dizem respeito ao canto dos pássaros. O que entrará em jogo a partir dessa articulação é uma função expressiva do ritornelo.

---

[158] DELEUZE; GUATTARI, 1977, p. 117.
[159] Ver GUATTARI, 1988.
[160] AURÉLIO, 1988, p. 574.

Ritornelo é ritmo, no sentido de repetição. Uma repetição não necessariamente cadenciada, pois não se dá pela marcação de um tempo métrico. Quando se marca o tempo — como no caso da cadência —, lança-se mão da pressuposição de uma constante, universal ou não, exterior ao próprio sistema. O tempo cadenciado necessita da convenção de uma métrica temporal por onde todo o sistema será avaliado, sobrecodificado, revelando-se através de um seguimento dessa métrica. Quando se fala em ritornelo, é para enfatizar uma repetição intrínseca ao próprio sistema, ou seja, uma circularidade pura[161]. Seu tempo é um tempo expressivo, ou melhor, intensivo. A cada círculo, o que se repete é o próprio circular, ou seja, a cada círculo, todo o sistema é arrastado recriando-se, revelando, assim, uma diferença necessária. O ritornelo é um conceito de constância, todavia uma constância que não se diz do mesmo. Sem o ritornelo, as partículas caóticas seguem rumos de tal forma desordenados que não é possível extrair do caos nenhuma forma, nenhum território.

Pode-se, com essa pequena explicação, retomar rapidamente o caso apresentado anteriormente: acredito que, no caso de Sílvio, seus olhos, seu jogo com o olhar, seu movimento de recusa e de curiosidade, de expansão e de contração funcionaram como um ritornelo. Ritornelo esse que foi aos poucos criando territórios pelos quais Sílvio foi ganhando espaço, pelos quais ele foi aos poucos saindo da cama e depois de casa.

Estudando a teoria do caos, encontrei uma figura muito instigante, que se assemelha imensamente à de ritornelo: os atratores estranhos, uma invenção que veio revolucionar toda a ciência dos fluidos. Desse modo, parece interessante trazer para o nosso estudo essa referência científica. Fazer o conceito de ritornelo aparecer em sua zona de indiscernibilidade com a ciência, esta estranha ciência que é a ciência do caos. Uma ciência que quer estudar os sistemas longe do equilíbrio.

---

[161] Ver DELEUZE, 1998.

ATRATORES ESTRANHOS – UM PASSEIO PELA CIÊNCIA CONTEMPORÂNEA

[...] diria que o ritornelo não se apóia nos elementos de formas, de matéria, de significação comum, mas no destaque de um "motivo" (ou de leitmotiv) existencial se instaurando como "atrator" no caos sensível e significacional.

(Félix Guattari – Caosmose)

Todo o movimento de constituição de território a partir do caos parece ressoar com o que a ciência chamou de atratores estranhos. O atrator estranho é uma dinâmica organizacional que ganha forma em um meio turbulento, ou caótico. O que a ciência estudava eram trajetos que, em um meio caótico, começavam a estabelecer percursos regulares, mesmo que imprevisíveis.

O centro frágil e toda a circulação em torno desse centro que são a própria constituição do território, pela qual passamos no item anterior, estão perfeitamente de acordo com o estabelecimento desses percursos, ao mesmo tempo regulares e imprevisíveis, pois o ritornelo é o conceito que serve de catalisador rítmico na constituição de um território. Creio que tal conceito pode ser comparado em sua dinâmica à função de atratores estranhos descrita pela ciência contemporânea.

Segundo a teoria dos atratores, a dinâmica de organização no caos pode partir de um ponto que, em um percurso aleatório, se torna um atrator estranho arrastando todos os outros pontos, de tal maneira que, após um certo número de repetições, consegue-se visualizar uma forma, que será entendida como um fractal. Segundo James Gleick:

> Os pontos vagueiam tão aleatoriamente, a configuração surge tão etereamente, que é difícil lembrar que a forma é um *atrator*. Não é apenas uma trajetória qualquer de um sistema dinâmico. É a trajetória para qual convergem todas as outras trajetórias. [...] Enquanto

> o ponto de partida estiver em algum lugar perto do atrator, os poucos pontos seguintes convergiram para o atrator com grande rapidez.[162]

Nesse sentido, "atrator estranho diz respeito a um ponto orbital lógico do fluxo, sua designação de estranho se deve à sua dimensão fractal, o que faz com que o fluxo seja puxado em várias direções ao mesmo tempo"[163]. A ideia que começa a surgir é de que no caos se pode encontrar uma forma, assim como na forma se pode encontrar um caos ou um movimento turbilhonar, como gostam de falar os cientistas que estudam os fluidos. Com isso se criou uma nova ciência, a ciência que estuda a relação dinâmica entre caos e ordem.

Estamos lidando com um princípio organizador da natureza, que é imanente ao próprio caos, ou seja, um princípio organizador que não se apoia em um ponto externo ao próprio sistema. O caos destina-se a uma organização, sem deixar de ser, por isso mesmo, caos. Parece ser isso que está em jogo na formação de um território, segundo o que vimos em Deleuze e Guattari, pois, como veremos mais à frente, subsistem forças desterritorializantes, ou caóticas, de extrema importância por toda parte onde um território se dá.

Em termos da ciência do caos, foi graças à criação dos computadores que se tornou possível calcular esse princípio organizador, ou ao menos lhe dar uma previsibilidade momentânea. "Quando os cientistas viram o que os computadores tinham para mostrar, isso lhes pareceu um rosto já visto por toda parte, na música dos fluxos turbulentos ou nas nuvens espalhadas como véus pelo céu. A natureza era refreada. A desordem era canalizada, ao que parecia, para padrões com um tema comum subjacente"[164].

Para que se possa entender um pouco mais a noção de atrator estranho, tomemos um exemplo dado por James Gleick em seu livro *Caos: a criação de uma nova ciência*. Nesse livro ele relata o desenvolvimento de estudos sobre diversos tipos de atratores. Uma questão particularmente interessante é a de como construir uma imagem dos atratores. Para isto, inventou-se uma técnica que consiste em transformar um atrator tridimensional em uma figura

---

[162] GLEICK, 1989, p. 151.

[163] VESHI, 1993, p. 178.

[164] GLEICK, 1989, p. 151-152.

bidimensional, para que assim pudesse ser visualizado. Chama-se *mapa de retorno* ou *mapa de Poincaré*. Esse mapa funciona como uma secção que se faz em um núcleo emaranhado de um atrator à maneira como um patologista faz uma secção em um tecido para pô-lo no microscópio (ver figura a seguir). O que temos é uma secção bidimensional que registra um ponto a cada órbita que se completa em torno do atrator. O exemplo que retiramos do livro diz respeito ao comportamento caótico de um rotor.

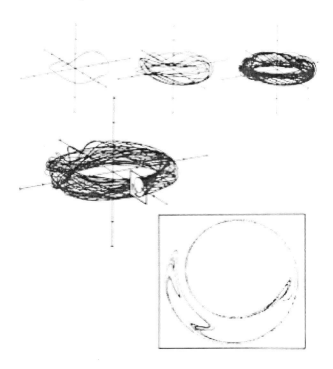

Sobre a figura *supra*, diz-nos o autor:

> O atrator estranho acima – primeiro uma órbita, depois dez, depois cem – mostra o comportamento caótico de um rotor, um pêndulo oscilando num círculo completo, impulsionado por um empuxe energético em intervalos regulares. Quando 1000 órbitas já foram traçadas o atrator tornou-se um novelo impenetravelmente embaraçado. Para ver a estrutura por dentro, o computador pode fazer um corte através de

> um atrator, a chamada secção de Poincaré. A técnica reduz uma imagem tridimensional em duas dimensões. Toda vez que a trajetória passa por um plano, marca um ponto, e gradualmente surge um padrão minuciosamente detalhado. Este exemplo tem mais de 8000 pontos, cada qual representando uma órbita completa em torno do atrator. Na verdade, o sistema é "amostrado" em intervalos regulares. Um tipo de informação é perdido; o outro é bastante destacado.[165]

O mergulho maciço no estudo dos atratores data do final da década de 70, a mesma época em que Guattari escrevia *O inconsciente maquínico* e Deleuze e Guattari escreviam *Mil platôs*, livros lançados respectivamente em 1979 e 1980. Eles se colocavam em ressonância com os acontecimentos de ponta na ciência da época ao se inserirem em uma linha de pensamento e pesquisa que enfatizava o território como advindo do caos através dessa função de repetição, ou, como os autores nomeiam, através do ritornelo. Nessa época, tais aproximações acabaram por se tornar comuns, pois a descoberta dos atratores viria a influenciar várias outras ciências e pensamentos que, de uma forma ou de outra, se viam às voltas com movimentos caóticos que não conseguiam explicar. Os atratores se tornaram um instrumento importante para pensar uma organização imanente ao próprio caos. Usar a teoria dos atratores como princípio organizador do caos foi, portanto, ganhando dimensões de aplicabilidade novas, o que vinha sendo feito de várias formas. Segundo Gleick:

> [...] a aceitação dos atratores estranhos alimentou a revolução no caos dando aos investigadores numéricos um claro programa a ser posto em prática. Eles procuraram atratores estranhos em toda parte, onde quer que a natureza parecesse comportar-se de forma aleatória. Muitos afirmaram que as condições meteorológicas da terra poderiam estar num atrator estranho. Outros reuniram milhões de dados sobre o mercado de ações e começaram a buscar um atrator estranho ali, examinando a aleatoriedade através das lentes ajustáveis de um computador.[166]

---

[165] GLEICK, 1989, p. 144.
[166] GLEICK, 1989, p. 152-153.

Não é certo que Deleuze e Guattari estariam fazendo um uso da noção de atratores estranhos em filosofia quando falam de ritornelo, no entanto essas noções — por articularem a ideia de uma organização imanente ao caos — se situam em um espaço intermediário entre a filosofia e a ciência, entre o pensamento e a pesquisa. Pode-se dizer que tais noções — atratores estranhos e ritornelo — irão se localizar em um espaço híbrido, onde ciência e filosofia, pesquisa e pensamento, natureza e cultura criam uma *nova aliança*, como afirmam Prigogine e Stengers[167] seguindo os rastros deixados pela percepção de Jacques Monod[168] de que a separação entre homem e natureza se deu através do rompimento com o animismo, o que ela chamou de *antiga aliança*[169]. Essa *nova aliança* se produz num questionamento realizado a partir da ciência contemporânea, ciência essa que se coloca no encontro de campos de saberes que haviam sido anteriormente separados pelos ideais positivistas da ciência clássica. Tais ideais positivistas não só distinguem ciência e filosofia como separam esses dois campos de forma irreconciliável. Por um lado, a ciência é entendida como uma função de conhecimento realizada pelo trabalho da inteligência, dando-se, assim, sobre a dimensão espacial de um mundo criado; e, por outro lado, a filosofia é entendida como uma função de invenção ou de gênese das ideias e das coisas realizadas pela intuição sobre a dimensão temporal da criação.

Com o advento da ciência contemporânea, o que se pode notar é uma hibridização desses campos de saber que trará à cena um *momento filosofante* interior à própria ciência, momento esse que não mais se confundirá com um "comentário epistemológico realizado pelo próprio cientista"[170], e sim um momento que abarca na reflexão espacial — momento científico — a própria questão da temporalidade — momento filosofante —, isto é, na busca do conhecimento do objeto dado, o cientista se volta também para as condições de surgimento do próprio objeto a ser estudado.

---

[167] Ver PRIGOGINE; STENGERS, 1997.

[168] MONOD, 1989.

[169] Quanto a uma separação histórica da natureza, ver o conceito de natureza em WHITEHEAD, 1994.

[170] PASSOS, 1995, p. 116.

Quando a ciência contemporânea coloca em questão a dimensão temporal dos sistemas estudados por ela, parece-nos que o tema da indeterminação entra em cena impondo um novo regime cuja complexidade não se limita à revisão do ideal laplaciano da ciência clássica em nome de uma nova calculatória. Paralelamente ao advento das novas funções científicas — como os atratores caóticos e a geometria fractal —, vê-se que uma problematização de tipo filosófica compõe a atividade científica como operação interior, não de comentário, mas de construção de seu objeto. Mais surpreendente que dizer que as funções científicas estão sendo preparadas de fora pelo conceito filosófico é admitir que o trabalho da ciência comporta uma problemática filosófica que se apresenta como elemento do seu sistema teórico. As ciências tomam para si o problema da gênese das estruturas descritas pela observação, seja, por exemplo, ao estudar os sistemas físicos longe do equilíbrio — as "estruturas dissipativas" de I. Prigogine — ou os sistemas vivos — os sistemas autopoiéticos de Maturana e Varela. Tornam-se, assim, morfogenéticas quando problematizam a dimensão temporal, isto é, dissipadora e geradora da ordem, dos sistemas investigados.

Como visto anteriormente, esse lócus onde se situam a um só tempo os discursos da ciência e da filosofia, ou melhor, essa zona onde já não mais podemos reconhecer o que é de uma ou de outra, é justamente o lócus da discursividade clínica, ou o não lugar onde a clínica se dá. A ciência contemporânea, por se aproximar desse não lugar, nos favorece com noções ricas de sentidos clínicos. Foi nessa direção, estritamente clínica, que fizemos coincidir os atratores estranhos e o ritornelo. Assim podemos multiplicar o sentido dessa instância de repetição. Ainda com intuito de fazer essa noção de repetição se apresentar novamente, agora na prática do AT, iremos para a descrição de um caso clínico.

UMA CENA

Isso é uma alegoria para cada indivíduo entre vós: cada um precisa organizar o caos em si, de tal modo que se concentre nas suas necessidades autênticas. Sua sinceridade, seu caráter vigoroso e verdadeiro precisa se opor algum dia ao que apenas sempre repete o já dito, o já apreendido, o já copiado.

(Friedrich Nietzsche – Sabedoria para depois de amanhã)

Gostaria de trazer uma cena vivida na prática de AT que pode nos ajudar a entender o que vem sendo dito sobre a noção de atrator estranho e de ritornelo na constituição do território. Refere-se ao primeiro atendimento de um rapaz de aproximadamente 19 anos chamado Márcio. Sua mãe havia entrado em contato porque seu filho — que desde muito pequeno apresentara problemas de desenvolvimento da fala, cognitivos e comportamentais —, algumas semanas atrás, tinha se tornado extremamente agressivo. Ele nunca havia sido internado, porém ela não estava mais conseguindo dar conta da situação sozinha e já pensava em levá-lo para um hospital psiquiátrico. Queria tentar o AT como um último recurso.

Ao chegar a sua residência, encontrei uma cena confusa, de que participavam Márcio, sua mãe e, a partir desse momento, também eu. Era a primeira vez que nos víamos e, em uma impressão inicial, parecia que eu não era bem-vindo. Ele vociferava, com uma dicção estranha, de tal forma que era impossível entender o que dizia; apesar disso, sua mãe respondia e parecia entender tudo o que Márcio falava. A única coisa que foi possível perceber era sua movimentação corporal e a intensidade dos sons que produzia, intensidade essa que me dava a impressão de algo bastante confuso, angustiado e por momentos beirando a agressividade.

Num segundo momento, notei uma atmosfera de medo e de ameaça que minha presença causava, começava a entender palavras soltas, tais como *"policial"*, *"médico"*, *"prender"*, *"matar"*, *"dura"*, *"ladrão"*. Tentei estabelecer algum diálogo com Márcio ou com sua mãe, todavia nada parecia adiantar, pelo contrário, o nervosismo e a tensão aumentavam. Tentei lhe explicar, inutilmente, o motivo da minha vinda, porém tudo se desorganizava cada vez mais. Todos os movimentos pareciam ser imediatamente arrastados para um caos absoluto.

Em determinado momento, pude notar que ameaças físicas começavam a acontecer entre Márcio e sua mãe. Ela dizia que iria o trancar no quarto e ele parecia não recuar diante dessas ameaças, devolvendo movimentos mais bruscos e sons mais agressivos.

A situação era tensa, confusa, parecia que ninguém na cena sabia o que estava realmente acontecendo ou como agir. Em determinado momento, o rapaz começou a se bater, dando tapas no próprio rosto. Depois ameaçou a mãe, que revidou com um cabo de vassoura. Diante de tal revide, o rapaz começou a bater com as costas da cabeça na parede. A situação estava em total falta de controle e todas as minhas intervenções pareciam não operar, ou, pior ainda, pareciam aumentar a situação de violência, conflito, terror e medo. Vivíamos todos um caos insuportável e sem perspectivas. Tudo que se falava ou se fazia se diluía de tal forma que as reações mais imprevisíveis ou absurdas adivinham das ações mais simples.

Nessa situação um pensamento começou a insistir. Falava para mim mesmo: *É necessário sair daqui!* Queria fugir da situação, todavia não via como sair no meio daquele caos, pois era justamente aquele caos, já instalado antes da minha chegada, que me trouxera àquela casa com o intuito de intervir. Entretanto o pensamento insistia: *É necessário sair daqui!* E novamente: *É necessário sair daqui!* Resolvi essa ambiguidade no momento em que aceitei o paradoxo que a situação me impunha, pois o caos me trazia até ali ao mesmo tempo que me expulsava. Imediatamente pensei: *É necessário sair daqui, porém aqui ficando!!!* No mesmo instante em que esse pensamento surgiu, minhas mãos começaram a agir autonomamente. Tirei da mochila uma folha de caderno, uma caneta e sentei-me à cabeceira da mesa de costas para cena que se desenrolava em uma alternância entre ameaças de agressão e agressão propriamente dita. No papel comecei a fazer um círculo, ora o reforçando, ora o ampliando, ora o preenchendo e pintando. Esse movimento, esse ritmo começava a me dar um centro, um alívio, a respiração mudava. O caos que permanecia às minhas costas tomava um segundo plano e minha cabeça começava a se esvaziar de tal forma que os sons vindos da cena se misturavam numa indiferenciação absoluta com a minha própria mão e o círculo que se dava no papel.

Minutos depois o rapaz começou a rodear a mesa em que eu estava sentado. Parecia que o círculo que se dava no papel havia se estendido ao meu corpo e à mesa. O rapaz me rodeava, primeiro de forma brusca e desordenada, esbarrando nas coisas, fazendo objetos caírem no chão, dando encontrões com as paredes. Logo em seguida diminuiu o ritmo e a intensidade, no entanto não parava de rodear a mesa. A atmosfera permanecia confusa e alguns gritos e palavras irreconhecíveis ainda destoavam de uma vibração que começava a se estabelecer. Um momento depois, Márcio sentou-se ao meu lado esquerdo. Não parei de fazer o círculo, que me dava a impressão agora de que se estendia pelo corpo de Márcio e por toda a cozinha. O rapaz se levantou, deu mais algumas voltas em torno da mesa, depois se sentou novamente. Sua mãe também se aproximou, parou em pé ao meu lado direito e depois se sentou à cadeira, sua respiração se tornava mais mansa. Já não se ouviam mais gritos nem ameaças. Ela me ofereceu um café e nesse momento eu parei o desenho e perguntei ao rapaz mostrando-lhe o papel: *O que é isso?* Ele me olhou e disse as primeiras palavras que pude compartilhar desde que chegara, algum sentido no meio do caos. Falou ele: *É o universo! Papai do céu fez o universo!* A partir disso, algum nível de diálogo se tornou possível, ofereci-lhe um cigarro, ao que ele respondeu só poder fumar no seu quarto, pois sua mãe o proibia de fumar nos outros cômodos. Nós fumamos o cigarro no seu quarto e, após ele me mostrar sua carteira de identidade, nos despedimos marcando um novo encontro. Com isso um trabalho se iniciou, nós nos encontrávamos todos os dias até o momento em que conseguimos criar universos mais expandidos onde ele não ficasse restrito à sua casa e à relação com sua mãe. Quanto ao desenho, eu o deixei com ele, que o pendurou na porta de seu quarto, todavia até hoje ele não conseguiu me dizer por que o mantinha lá.

Nessa cena vemos uma situação de atrator estranho ou de ritornelo criando um território, como vínhamos pensando anteriormente. Gostaria de ressaltar que o que motivou a resolução dessa cena caótica se deu como uma necessidade imposta pela própria cena. Eu, enquanto acompanhante, me via totalmente arrastado pelo caos que havia se presentificado em palavras, gestos e intensidades incompreensíveis. Nessa época ainda não possuía as referências teóricas que estamos estudando neste trabalho, as quais poderiam ter me servido de suporte. O que quero dizer é que não me senti como o agente produtor da situação. Essa organização, ao contrário, foi imposta a mim, assim como ao restante da cena, sem que uma decisão refletida tivesse sido tomada. Entretanto é justamente isso o fundamental da situação: não ser referida a ninguém, e sim a uma função expressiva do próprio ritornelo, do próprio atrator. Função expressiva que não diz respeito a ninguém da cena em particular e que vai se dar entre os elementos envolvidos. Função expressiva que foi justamente um catalisador caósmico. Catalisador caósmico que se tornou a própria função AT. Tudo, nessa cena, concorreu para a criação *de um universo*, desde os gritos, tapas, cabeçadas, vassouradas até o papel, a mesa, a caneta, o café, o cigarro; um conjunto de atravessamentos que foram envolvendo a mim, o rapaz e sua mãe. Pode-se dizer, diante disso, que o ritornelo tem uma função expressiva, função essa que ainda não exploramos conceitualmente, mas que será tratada no próximo item.

RITORNELO, EXPRESSÃO E DESTERRITORIALIZAÇÃO

Eu vô-lo digo: é preciso ter um caos dentro de si para dar à luz uma estrela cintilante

(Friedrich Nietzsche – Assim Falou Zaratustra)

O ritornelo é rítmico porque organiza, por meio de repetições sucessivas, elementos caóticos. Não é necessariamente um ritmo cadenciado, mas caracteriza-se, sobretudo, como uma repetição que diferencia. O importante é perceber que o ritornelo é rítmico justamente por ser uma função de criação do tempo, embora não se feche completamente nessa criação.

Ao estudar a ideia de repetição, nota-se que ela carrega, no seu próprio ato de repetir, uma primeira característica de criação do tempo. Deleuze, seguindo as teses do *Tratado da natureza humana*, de David Hume, entende que só é possível pensar em repetição quando uma síntese passiva funda o espírito, tornando-se, assim, sua própria fundação. Ele denomina isso de um *para-si* da repetição, ou seja, a repetição para si mesma. Já um *em-si* da repetição — a repetição em *nela mesma* — seria impensável, uma vez que o surgimento de uma nova impressão ou evento só ocorre com o desaparecimento completo do anterior, sem deixar vestígios. Entre uma aparição e outra, há descontinuidade e instantaneidade. O estado da matéria caracteriza-se como *mens momentânea* (mente momentânea). O *em-si* pertence à ordem do inapreensível da objetividade.

A imaginação, entendida como a capacidade de apreender imagens, é o lugar onde as impressões momentâneas são recolhidas ou, mais precisamente, sintetizadas. Essa síntese inicial é passiva, ocorrendo como em uma "placa sensível" que contrai os casos, já que ainda não existe um sujeito que possa exercer qualquer atividade sobre elas, sendo apenas pura contemplação passiva. A essa operação da imaginação corresponde o *para-si* da repetição, ou seja, a contração dos casos instantâneos que surgem em descontinuidade.

A contração possibilita a repetição dos casos, mas já é a própria diferença enquanto espírito. "A repetição nada muda no objeto que se repete, mas muda alguma coisa no espírito que a contempla"[171]. É a partir do *para-si* que se constitui um *para-nós* da repetição, ou seja, é somente nesse ponto que surgem as sínteses ativas, entendidas como as atividades da memória e do entendimento. Nesse plano, a diferença já se manifesta no sujeito ou *espírito que contempla*. Se existe um *em-si* impensável no plano da matéria e um *para-nós* que constitui a diferença como atividade de um sujeito, "a constituição ideal da repetição [...] implica uma espécie de movimento retroativo entre esses dois limites. Ela se tece entre os dois"[172]. É nesse intervalo que desejo situar a operação do ritornelo: repetição, mas uma repetição que diferencia, uma repetição fundante.

Essa operação de fundação, ainda sem fundamento, constitui a própria emergência do tempo: o presente vivo como a primeira síntese. O tempo, nessa primeira síntese, ainda possui a espessura da contração[173]. Aqui, contração significa que, em um presente vivo que não cessa de passar, coexistem tanto um protopassado — a retenção dos instantes na contração — quanto um protofuturo — a expectativa e antecipação também contidas na mesma contração. Não seria essa a operação inaugural do ritornelo? Afinal, "o ritornelo fabrica tempo. Ele é o tempo 'implicado'..."[174]

Dizer que o tempo é criado ou que ele surge implica afirmar que a subjetividade não é algo dado, mas que também precisa ser produzida, mesmo que, no momento inaugural da primeira síntese, se manifeste como uma "subjetividade de um sujeito passivo"[175]. Contudo, como apontado anteriormente, quando Deleuze e Guattari escrevem *Mil platôs*, o conceito de subjetividade ganha uma nova inflexão. A subjetividade passa a ser considerada não apenas em

---

[171] DELEUZE, 1988a, p. 127.

[172] DELEUZE, 1988a, p. 128.

[173] Ainda serão necessárias outras duas sínteses, porém já sínteses ativas, para que o tempo atinja novas espessuras: uma relativa à memória como passado puro e a outra como a forma vazia do tempo. Ver DELEUZE, 1988 a.

[174] DELEUZE; GUATTARI, 1997a, p. 167.

[175] DELEUZE, 1988a, p. 129. De qualquer forma, a subjetividade é sempre entendida em Deleuze como pré-individual ou impessoal. Quanto a isso, ver o texto *HOMO TANTUM. O impessoal: uma política* em SCHÉRER, 2000.

sua dimensão temporal, mas também em sua dimensão espacial ou territorial, configurando-se em um bloco espaço-tempo, um cristal. Assim, fala-se, portanto, de território em sua heterogênese.

A discussão não se limita apenas aos polos atual-virtual, mas, sobretudo, engloba a operação de atualização do virtual. Entendo todas as relações das sínteses passivas como a criação do próprio virtual, na acepção que Deleuze atribui ao conceito ao dialogar com a filosofia de Bergson[176]. As sínteses ativas ou os territórios já constituídos precisam ser referidos aos seus processos de atualização. A territorialização é, portanto, uma atualização, ou seja, um processo de integração e diferenciação das virtualidades, resultando em um objeto atual que pode ser entendido como um território.

> O atual é o complemento ou o produto, o objeto da atualização, mas esta só tem por sujeito o virtual. A atualização pertence ao virtual. A atualização do virtual é a singularidade, enquanto o próprio atual é a individualidade constituída. O atual cai para fora do plano como fruta, enquanto a atualização o relaciona ao plano como o que reconverte o objeto em sujeito.[177]

As sínteses passivas assemelham-se ao ritornelo, pois apresentam repetições diferenciantes que são a própria germinação da subjetividade ou do espírito. O ritornelo é a instância constituidora dos territórios existenciais, funcionando como expressões fundamentais que possuem valores estéticos.

> O ritornelo não se relaciona com o território a título de evocação ou de uma representação deste, mas produz uma dimensão expressiva dele, diretamente constitutiva. Em sua função territorializante, o ritornelo opera uma seleção, uma diferenciação serial: é distribuição espacial de um agenciamento, a passagem à territorialização com a geração de matérias expressivas.[178]

Algumas seções atrás, situou-se o território em seu "salto" para fora do caos, com a compreensão de que o ritornelo parecia

---

[176] Ver DELEUZE, 1999; DELEUZE; PARNET, 1998.
[177] DELEUZE; PARNET, 1998, p. 174-175.
[178] CRITON, 2000, p. 499.

iniciar a partir do caos. Seguindo essa perspectiva, o dinamismo do ritornelo pode ser descrito em três momentos implicados entre si: 1) Constituir um território para afastar o caos; 2) Percorrer e habitar esse território, de modo a criar um filtro em relação ao caos; 3) Avançar para fora do território ou desterritorializar-se em direção a um cosmo, que se diferencia do caos. "O ritornelo vai em direção ao agenciamento territorial, instala-se nele ou sai dele. Num sentido geral, *chamamos de ritornelo todo conjunto de matérias de expressão que traça um território, e que se desenvolve em motivos territoriais, em paisagens territoriais* (há ritornelos motores, gestuais, ópticos, etc.)"[179].

Todavia, ao não tomar o caos como referência, é possível identificar outro dinamismo do ritornelo, também composto de três momentos interligados: 1) Buscar um território ou um em-casa; 2) Partir ou desterritorializar-se; 3) Retornar ou reterritorializar-se. O ritornelo "se eleva à medida que nos afastamos da casa, mesmo se é para retornar a ela, já que ninguém mais nos reconhecerá quando retornarmos"[180].

Não se trata de perder as forças do caos, mas de situá-las no espaço intersticial entre um território e outro, na fissura intransponível da diferença. O objetivo agora é compreender o território em sua relação com outros territórios. Para isso, será necessária uma nova operação: a desterritorialização.

Territorialização e desterritorialização são processos interdependentes. A construção dos territórios passa por esses dois momentos, pois o que o ritornelo, em sua expressividade, realiza é desterritorializar componentes de um território constituído para, em seguida, territorializá-los de maneira diferente. Ou seja, ele torna expressivos fragmentos de um território, repetindo-os até que se constituam em um novo território. O caos persiste, mas agora como o espaço entre-dois territórios. Caos e ritmo, figuras do entre-dois, são como faces de uma mesma moeda. Se a desterritorialização permite a transição de um território a outro, é porque o entre-dois se estabeleceu como um caos-ritmo expressivo. No entanto, se a partir da desterritorialização nada se cria, ou seja, se

---

[179] DELEUZE; GUATTARI, 1997a, p. 132.
[180] DELEUZE; GUATTARI, 1992, p. 246-247.

não ocorre um processo expressivo e somos totalmente arrastados nessa passagem, isso indica que um caos absoluto desfaz toda e qualquer forma.

Um território, portanto, se constitui por meio do uso expressivo de componentes que, em um território anterior, haviam se tornado apenas funcionais. Para compreender essa transição, é necessário pensar nos meios puros ou nos meios como componentes direcionais. Meios puros são componentes direcionais no próprio caos, ou seja, matérias vibratórias codificadas, ainda sem expressão. Quando um meio codificado se transcodifica para se tornar outro meio, diz-se que a matéria se tornou expressiva, ou que ela se explica ou se implica. Isso significa que um comportamento inicialmente instintivo, em uma espécie, por exemplo, pode ser utilizado para fins expressivos, ou seja, para a criação de um território.

Componentes funcionais se explicam, eles se desenrolam e se desdobram em componentes dimensionais. Assim, um novo território emerge. O ritornelo torna-se expressivo, passa a dizer algo, revela uma nova face e cria um novo mundo.

Deleuze e Guattari, ao tratarem dessa transformação de matéria em matéria expressiva, dialogam com a etologia e a etnologia. Eles citam diversos exemplos, como o uso de urina e excrementos na demarcação de um território. No entanto, em certos casos, como o do coelho, esses elementos só se tornam territoriais devido a um odor específico emitido por glândulas anais especializadas. Ou seja, um comportamento funcional se desenrola em uma expressão, resultando no surgimento de um novo território.

No entanto, a desterritorialização não é um processo simples e pode envolver movimentos destrutivos. Enquanto, de um lado, ela possibilita a construção de novos territórios, de outro, desmonta os territórios de partida. Nessa dinâmica, há o risco real de ficarmos sem território e sermos precipitados no caos. Deleuze e Guattari abordam a desterritorialização, a princípio, de forma negativa ou positiva. Eles afirmam:

> D [desterritorialização] é o movimento pelo qual "se" abandona o território. É a operação da linha de fuga. Porém, casos muito diferentes se apresentam. A D

> pode ser recoberta por uma reterritorialização que a compensa, com o que a linha de fuga permanece bloqueada; nesse sentido podemos dizer que a D é *negativa*. Qualquer coisa pode fazer as vezes da reterritorialização, isto é, "valer pelo" território perdido [...] Um outro caso se apresenta quando a D se torna positiva, isto é, se afirma através das reterritorializações que desempenham tão somente um papel secundário [...].[181]

De um lado, há um fracasso na transição de um território para outro, caracterizando a falta de condições para uma expressão ou uma transcodificação. Nesse cenário, o que se observa é uma sobrecodificação que reinterpreta tudo conforme os moldes já estabelecidos. Por outro lado, pode ocorrer uma passagem sobre esse campo sobrecodificador, fazendo operar um novo regime de signos. No entanto, esse segundo caso ainda se configura como uma desterritorialização relativa, "pois a linha de fuga que traça está segmentarizada, dividida em 'processos' sucessivos"[182].

Isso introduz uma segunda coordenada que diz respeito ao absoluto e ao relativo. A desterritorialização é considerada absoluta quando faz derivar a própria terra, ou seja, o próprio caos sobre o qual o território é produzido. Por outro lado, uma desterritorialização é relativa quando, por meio de uma segmentarização, ela permanece sobre a mesma terra, fazendo derivar apenas o território. Segundo Deleuze e Guattari, "são pelo menos quatro formas de D que se afrontam e se combinam, e que é preciso distinguir por regras concretas"[183].

Quando, em uma desterritorialização, algo dá errado, isso ocorre, pelo menos, de duas maneiras: primeiro, quando se tenta uma passagem de um território a outro e se é rebatido para um território já existente, caracterizando uma desterritorialização negativa-relativa; segundo, quando se é sugado por um buraco negro, sendo lançado em um caos apavorante onde nada mais permanece, o que caracteriza uma desterritorialização negativa--absoluta, uma linha de morte.

---

[181] DELEUZE; GUATTARI, 1997b, p. 224.

[182] DELEUZE; GUATTARI, 1997b, p. 224.

[183] DELEUZE; GUATTARI, 1997b, p. 226-227.

Quanto às desterritorializações positivas, pode-se distinguir entre uma deriva do próprio território, caracterizando uma desterritorialização positiva-relativa, e uma desterritorialização da própria terra ou plano sobre o qual o território se inscreve, o que configura uma desterritorialização positiva-absoluta.

Tudo isso será garantido ou não pela expressividade do próprio ritornelo, pelos meios que se tornarem suficientemente expressivos ou que, ao contrário, forem tomados por códigos preestabelecidos ou pré-montados, em oposição às forças da própria vida.

PARTE III
ÉTICA, POLÍTICA E ACOMPANHAMENTO TERAPÊUTICO

ACOLHER-ACOMPANHAR

Pode-se dizer, de forma bem sucinta, que o acolhimento dialogado seria uma técnica de conversa de apoio ao processo de conhecimento das necessidades, fundada em certas disposições ético-cognitivas:

– o reconhecimento do outro como legítimo outro;

– o reconhecimento de cada um como insuficiente;

– o reconhecimento de que o sentido de uma situação é fabricado pelo conjunto dos saberes presentes.

Ou ainda: todo mundo sabe de alguma coisa, ninguém sabe de tudo e a arte da conversa não é homogeneizar os sentidos fazendo desaparecer as divergências, mas fazer emergir o sentido no ponto de convergência das diversidades.

(Ricardo Rodrigues Teixeira – As redes de trabalho afetivo...)

O que significa "acompanhar" na expressão AT? Na primeira parte do livro, viu-se que acompanhar implica, por um lado, a presença de uma pessoa nas transições de um estado de coisas a outro e, por outro lado, o seguimento do curso dos acontecimentos, ou seja, dos sentidos que emergem dessas passagens. Acompanhar também se refere, como foi discutido na segunda parte, ao surgimento de um território e aos movimentos de desterritorialização. No entanto, retomo as questões sobre o que é acompanhar para que possamos considerá-las sob uma perspectiva ético-política. Portanto, podemos perguntar: quando se diz acompanhar, o que está sendo acompanhado? Quem será o acompanhante? O que é a clínica enquanto acompanhamento? A clínica pode sustentar-se no acompanhamento; pode-se afirmar que toda clínica já é um acompanhamento? Essas e muitas outras perguntas nos levam a refletir sobre o que envolve o ato de acompanhar.

De início, afirma-se que a disposição para acolher é a condição essencial de quem acompanha. Acompanhar é, portanto, inseparável de um ato primordial, que é o de acolher. Isso significa receber o outro que vem ao encontro, que está em vias de chegar, e que não pode deixar de vir. É abrir a porta, dar boas-vindas e oferecer hospedagem; é acolher aquilo que é outro, que emerge sempre de forma disforme, disruptiva e desestabilizadora. Trata-se de dar habitação ao novo, mesmo que ele não possua nome, identidade, credenciais ou rosto para se apresentar. Afinal, não é assim a natureza de tudo que é novo, de tudo que surge no exato momento de seu aparecimento, em sua origem?[184] Não se deve submeter a novidade a pedágios ou aduanas; não colocar empecilhos, não dificultar ou impedir a vinda.

É isso que se acolhe, só se acolhe acompanhando, indo junto.

Acompanhar na clínica terá, assim, o sentido de *colocar-se ao lado*. Trata-se de partir em caminhada ao lado do que surge como outro, novo e desconhecido, apresentando o devir. É o devir-outro. *Colocar-se ao lado* acolhendo, mas esse acolhimento já é, desde sempre, uma forma de acompanhar: traçar um caminho, criar um esboço de contorno, delinear um continente, uma nova forma de vida, um novo território. Essa ação implica traçar pequenas linhas, dando consistência a pequenas percepções, para que um trajeto surja no próprio ato de percorrê-lo e que, a cada passo, se diferencie de si mesmo, tornando-se sempre outro.

Dessa maneira, a função de quem acompanha é caminhar ao lado, como se estivesse em espreita, oferecendo e recebendo microapoios, microtoques, micropedidos e microssuspiros. É uma abertura ao encontro, ao novo encontro, ao encontro com a novidade. Acompanhar-acolher é a condição para que o que se apresenta como emergente ganhe circularidade, entre no jogo das repetições-ritornelo, permitindo que uma consistência, um novo território se crie. Essa transição do caos indiferenciado para um território, para um em-casa, uma habitação, já havia sido abordada anteriormente.

Guattari, ao abordar a função clínica, acrescenta uma indicação: "'Não atrapalhar'. Em outras palavras, deixar como está. Ficar

---

[184] Nietzsche nos fala da baixeza das coisas em sua origem. Por exemplo, a respeito da razão: "*Razão* – Como veio a razão ao mundo? Como é justo, de maneira irracional, por um acaso. Será preciso decifrá-lo, como um enigma" (NIETZSCHE, 2004, p. 94, §123); ou sobre o surgimento do homem: "Antigamente buscava-se chegar ao sentimento de grandeza do homem apontando para sua *procedência* divina: isso agora é um caminho interditado, pois à sua porta se acha o macaco [...]" (NIETZSCHE, 2004, p. 43, § 49). Ver ainda a brilhante análise que Foucault faz dessa questão (FOUCAULT, 1971, p. 17-19).

bem no limite, na adjacência do devir em curso, e desaparecer o mais cedo possível"[185]. Não atrapalhar, não impedir, permanecer na adjacência, no limiar, acompanhar... Poder-se-ia ainda afirmar: ir junto, deixar-se arrastar, ser tomado pelo processo de devir que, como devir-outro, não diz respeito apenas àquele que é acompanhado, mas estende-se também ao acompanhante e a todo o campo ou plano, envolvendo mais pessoas, a cena e o cenário, o clima, a atmosfera e tudo que, de alguma forma, esteja em estreita relação com o acontecimento. Não atrapalhar significa colocar-se de forma quase imperceptível. No entanto, a maneira de tornar-se imperceptível é ir junto em uma multiplicidade, como mais um que está no mesmo barco.

Deleuze, em uma espécie de combate à lei, ao contrato e à instituição — elementos que se opõem ao processo de devir — menciona a importância de estar no mesmo barco:

> Embarcou-se: uma espécie de jangada de Medusa, há bombas que caem à volta, a jangada deriva em direção a riachos subterrâneos gelados, ou então em direção a rio tórridos, o Orenoco, o Amazonas, pessoas remam juntas, que não supõem que se amam, que se batem, que se comem. Remar juntos, é partilhar, partilhar alguma coisa, fora de qualquer lei, de qualquer contrato, de toda instituição. Uma deriva, um movimento de deriva, ou de "desterritorialização".[186]

Esse parece ser um tema que há muito tempo acompanha a clínica. O acolhimento, em grande parte das vezes, foi visto como uma das funções da clínica. Por exemplo, no final dos anos 20, Ferenczi já abordava essa questão em relação ao desenvolvimento infantil e sua importância no processo de subjetivação. Em um texto de 1928, ele oferece indicações sobre a função do acolhimento no

---

[185] GUATTARI, 1981, p. 139. Utiliza-se aqui a tradução realizada por Suely Rolnik para a compilação de textos de Guattari, intitulada *Revolução molecular: pulsões políticas do desejo*. Na realidade, esse fragmento pertence ao livro *O inconsciente maquínico: ensaios de esquizo-análise*, onde a tradução se apresenta de forma ligeiramente diferente. Na impossibilidade de recorrer ao texto original, optou-se por incluir essa tradução em nota: "'*Não impedir*'. Em outras palavras, não acrescentar ou retirar. Ficar, justamente, na adjacência da mudança em curso e extinguir-se tão logo possível" (GUATTARI, 1988, p. 188).

[186] DELEUZE, 1973, p. 322.

processo de educação, associando-o a passagens específicas que o autor reúne como momentos do "ingresso da criança na sociedade de seus semelhantes"[187].

Essas passagens, segundo Ferenczi, merecem atenção especial de quem está ao redor da criança em desenvolvimento, ou seja, pais, analistas e educadores devem dedicar atenção aos momentos "do desmame, do treinamento de asseio pessoal, da supressão dos 'maus hábitos' e, finalmente, o mais importante de todos, a passagem da criança à vida adulta"[188]. Nesse texto, o acolhimento se articula com a ideia de que essas fases, ou melhor, esses momentos de transição entre fases do desenvolvimento trazem fantasias específicas. Tais fantasias não devem ser ignoradas ou negadas, mas abordadas com simplicidade e veracidade pelos adultos.

Isso significa atribuir a esses momentos a justa medida que possuem, ou seja, não esconder ou se furtar dos fatos, de modo que as fantasias não se diluam. Por outro lado, não se deve acrescentar mais do que as crianças querem saber a respeito de suas fantasias, o que geraria novas confusões. O acolhimento natural e equilibrado em relação a essas fantasias difere de um pedido de "confiança cega" que poderia ser feito do adulto à criança. No acolhimento, é essencial considerar as "experiências físicas e psíquicas"[189] da criança, oferecendo suporte; já a "confiança cega" é apenas uma função de autoridade, onde quem sabe conduz o outro sem criar um sentido.

Um ano depois, Ferenczi amplia sua reflexão sobre o acolhimento, relacionando-o à chegada do outro, agora não mais em relação a fantasias predadas nas fases de desenvolvimento, mas focando a figura da criança que nasce. O autor analisa as consequências para as crianças que não receberam acolhimento do ambiente familiar[190]. Ele se refere à criança mal acolhida, que acaba se mostrando enfraquecida em sua força vital. Sobre o assunto, Reis nos informa: "Ferenczi refere-se à criança mal acolhida ao nascer, que teria mais dificuldade em passar do plano de dispersão

---

[187] FERENCZI, 1928, p. 5.
[188] FERENCZI, 1928, p. 5.
[189] FERENCZI, 1928, p. 9.
[190] Ver FERENCZI, 1929.

pulsional à construção de uma rede de sentidos, à constituição de um eu unificado, e ao plano de uma sexualidade complexa e genital. O não-acolhimento faria desta criança presa fácil da atração decompositora da pulsão de morte..."[191]

Entretanto, o foco aqui não será o não acolhimento, mas sim o acolhimento como condição ética da clínica. Acredita-se que, ao buscar a clínica, a pessoa o faça na necessidade de acolhimento de um outro de si mesma.

Ao explorar a literatura sobre AT, é possível encontrar considerações relevantes sobre o acolhimento. Um exemplo marcante é apresentado por Kleber Barreto em seu notável livro *Ética e Técnica no Acompanhamento Terapêutico,* no qual traça uma analogia entre a clínica do AT e as andanças de Dom Quixote e Sancho Pança[192]. Nesse contexto, Sancho Pança assume diversas funções de acompanhante, que são analisadas por meio de lentes winnicottianas. Nesse sentido, o acolhimento é abordado com o conceito de *holding,* que Kleber Barreto define como "tudo que, no ambiente, fornecerá a uma pessoa a experiência de uma continuidade, de uma constância tanto física quanto psíquica"[193]. Assim, o acolhimento "é dado pelos aspectos invariantes do meio ambiente que tanto podem ser os objetos concretos de uma sala, um quarto e/ou um carro; quanto à disponibilidade de uma outra pessoa estar junto de nós, atenta às nossas necessidades ao longo do tempo"[194].

Kleber identifica a função de acolhimento em um famoso episódio em que Dom Quixote luta contra os moinhos. Segundo o autor, a função de *holding* se exerce em dois momentos distintos. O primeiro ocorre quando Sancho Pança, mesmo sabendo que os "gigantes" são, na verdade, moinhos, não impede Dom Quixote de empreender seu destemido combate. O segundo momento se dá quando Dom Quixote e seu cavalo, Rocinante, são jogados ao chão pela pá do moinho, que gira subitamente com uma rajada de vento. Neste instante, é Sancho Pança quem acolhe a expressão de sentido que Dom Quixote dá à sua derrota, ajudando-o a se levan-

---

[191] REIS, 2003, p. 201.
[192] CERVANTES, 2002.
[193] BARRETO, 2000, p. 60.
[194] BARRETO, 2000, p. 61.

tar, montar novamente em seu cavalo e continuar suas aventuras. Esses dois momentos revelam a essência do acolhimento: permitir a experimentação e acompanhar os desafios enfrentados em sua imanência, distantes dos sistemas de julgamento. São, portanto, dois momentos de puro acolhimento.

Kleber, por meio de suas vivências como at, descreve a tranquila sensação que caracteriza o momento de acolhimento, ou *holding*, onde um clima peculiar se estabelece:

> No acompanhamento, em momentos do percurso com um paciente, essa função (*holding*) exerce um papel marcante. São momentos em que simplesmente estamos ali, juntos do nosso acompanhado – caminhando ou parados – compartilhando, às vezes, uma dor ou a conclusão de alguma tarefa; talvez, o momento em que antecede, ou quando nos aproximamos do final de um encontro. Situações em que percebemos que não há o que fazer ou dizer; e, o fato de estarmos ali, nossa presença, já significa bastante para o nosso acompanhado. Penso que o valor dessa experiência não se dá somente por haver um corpo junto ao corpo do paciente – a proximidade de dois corpos –, mas por ser um corpo habitado, um corpo atento...[195]

CONTO UM CASO: fui chamado à casa de um rapaz por seus familiares. O rapaz estava havia cinco dias sem dormir e, como, durante a noite, ele tentava sair desesperado de casa, de forma eufórica, inclusive já tendo colocado sua própria vida em risco, seus pais também não dormiam havia cinco dias, com o intuito de tentar detê-lo. Entrei em contato com seu psiquiatra, que me disse que já havia tentado todas as medicações possíveis e que estava em vias de interná-lo para, nas palavras do próprio psiquiatra, "dar um pouco de sossego à família". Senti a delicadeza da situação: um rapaz de 19 anos, primeiro surto, nenhuma internação, quebrando totalmente a rotina da família, que, por isso mesmo, já havia passado dos limites de sua suportabilidade. Liguei para a família e percebi que ela também parecia disposta a interná-lo, mesmo a contragosto. Diante da delicadeza da situação, resolvi

---

[195] BARRETO, 2000, p. 63.

aceitar o caso e passar a noite na casa do rapaz "para que a família pudesse descansar ao menos aquela noite" e, assim, tentar evitar uma internação que se tornaria uma entrada mais radical em uma "carreira" psiquiátrica que muitas vezes sabemos ser sem volta.

Cabe ressaltar, e acredito isto ter sido de fundamental importância para a intervenção que ocorreu, que eu vinha também de uma noite em que tinha dormido poucas horas, muito menos que o necessário. Havia saído na noite anterior e ido dormir por volta das cinco da madrugada, tendo dormido apenas duas horas.

Muito bem, passei em uma loja de produtos naturais, comprei um frasco de guaraná em pó e no supermercado comprei um vidro de café instantâneo. Preparava-me para não dormir à noite. Cheguei lá por volta das oito da noite e encontrei um rapaz franzino, muito branco, com óculos "fundo de garrafa", como se diz comumente. Ele me esperava e estava muito irrequieto e irritadiço. Assim que fui apresentado a ele, chamou-me para sair, pois, como dizia, queria "ir pra night". Sentamo-nos, conversamos um pouco e logo percebi que seu pedido era totalmente inconsistente: não parava de repetir que queria "ir pra night", porém não conseguia pensar em nenhum lugar efetivo aonde pudéssemos ir. Lá pelas dez horas, saímos para tomar um suco e fazermos uma caminhada na praia. Essa saída demorou em torno de uma hora e meia, e, quando voltamos, ele estava no mesmo estado: agitado, falante, irrequieto. Seus pais já haviam se retirado para dormir e resolvemos ir para seu quarto. Lá chegando, sentei-me em uma poltrona e ficamos conversando. Conforme ele falava, foi me vindo um cansaço e logo em seguida um sono. Estranhamente eu não sentia vontade de lutar contra esse sono, e mesmo o café e o guaraná que eu trouxera não quis tomar.

Enquanto percebia essas sensações em meu corpo, sua fala ganhou uma estranha cadência, um inesperado ritmo. Sua voz me vinha em um misto de realidade e sonho e aos poucos eu já não percebia nenhum conteúdo semântico do que dizia, somente sons que pareciam fragmentos de músicas, de tons e de ritmos. Uma música que, em momentos de lampejos em que eu despertava, percebia estar cada vez mais lenta e mais baixa. Em dado momento, um silêncio, entretanto um silêncio pleno, um silêncio sem tempo. Não sabia, ainda meio acordado, meio dormindo, se o silêncio havia começado cinco minutos ou duas horas atrás. De repente acordo espantado, sobressaltado do e pelo próprio silêncio. Em um primeiro instante, penso no pior: o rapaz saiu para a rua! Entretanto, quase que instantaneamente o vejo, sentado no chão, à minha frente, quase aos meus pés, com a cabeça apoiada nos braços sobre a cama, seu rosto estava tampado. Depois de verificar a sua respiração, fui ver as horas: três horas da manhã.

Deixei que passasse a noite ali, quase que deitado aos meus pés, apoiado em sua cama, em um sono totalmente inesperado, tanto para mim, que havia me preparado para não dormir, quanto para ele, que antes não dava nenhum indício de sono. Às oito horas da manhã, eu acordei, quando saí do seu quarto seus pais já estavam acordados. Durante o café da manhã, sua mãe me perguntou o que tinha acontecido. Eu, ainda sem a possibilidade de dar uma resposta, pois nem eu mesmo sabia o que tinha acontecido, disse que ele *simplesmente dormiu!* Junto com seu pai, coloquei o rapaz deitado na cama, voltei para minha casa e caí no sono. Por volta das duas horas da tarde, liguei para a casa do rapaz e ele continuava dormindo; à noite sua família me ligou para saber se acordava ele, pois ele só havia levantado durante meia hora para comer e voltado a dormir. Respondi que não, que o deixássemos dormir o tempo que fosse necessário, e assim foi feito. Ele só foi acordar às seis horas da manhã do outro dia.

Obviamente voltou a ficar agitado e continuei a acompanhá-lo durante o dia, todavia agora, quando a noite chegava, os "remédios faziam efeito". A fase mais difícil de sua crise durou mais umas duas semanas e logo em seguida ele já estava retomando suas atividades com a ajuda do acompanhamento.

Com a intervenção do AT, conseguimos evitar uma internação e restabelecer a vida cotidiana do rapaz. Porém, essa experiência de crise que vivera deixou marcas e acabou por possibilitar que ele desse continuidade ao processo terapêutico comigo. Posteriormente, foi dando sentido ao que acontecera e pôde se utilizar desse recurso do AT todas as vezes que se via entrando num processo semelhante. Seu processo terapêutico passou a se dar ora no consultório, ora na rua, mais especificamente em saídas "pra night", saídas essas que se via impedido de realizar por conta de uma extrema solidão e timidez.

Creio que essa experiência envolveu o acolhimento em diversos sentidos, e mais especificamente no que diz respeito ao acolhimento do sono. Tanto eu como ele estávamos dispostos e preparados para passarmos a noite em claro, eu com os meus cafés e guaranás, e ele com o seu "ir pra night", sua fala irrefreada, sua agitação motora. Nós dois nos encontrávamos sob as promessas de uma noite agitada, acreditávamos ser esse o nosso destino. Porém, por um outro lado, a necessidade de dormir era grande e nessa situação se revelava inclusive como uma direção de saúde para todos.

O que se passou foi um momento de puro acolhimento: foi no momento em que houve um "abrir mão" das expectativas de uma noite agitada e um "deixar vir" das partículas de sono; foi no momento em que houve um acompanhar das linhas do dormir que se apresentavam ali emergentes, e não mais das pessoas falantes que estavam na cena; foi justo nesse momento que um acolhimento se deu, podendo fazer do ambiente devir-outro. Função *holding* que se exercia e arrastava tudo em volta. Diz Kleber: "Essa possibilidade de Sancho estar ao longo do acontecimento"[196].

Acolher o outro não como outra pessoa ou outro sujeito, e sim acolhê-lo no encontro, no entre-dois; acolhimento do outro que emerge, do outro que nada mais é que um devir, devir outro; do outro que faz um outro de mim, assim como um outro do outro. Acolhimento do sono, acolhimento do que estava para além, e nesse caso do que se colocava como contrário do esperado, acolhimento do inesperado, acolhimento do impossível, acolhimento impossível.

Esse acolhimento exige do acompanhante uma abertura que dá passagem a pequenas partículas, vindas de fora, que entram no campo da relação desestabilizando o previsto, o esperado. É acolhendo e acompanhando essas pequenas partículas, essas pequenas linhas, que vemos o surgimento do outro, ainda informe, porém anunciador de uma diferença, de uma saída dos estados até então dados.

---

[196] BARRETO, 2000, p. 61.

Todavia, o acolhimento, o acompanhar acolhendo, a palavra "acolhimento" nos sugere uma outra tão semelhante e tão vizinha que é possível confundi-las como sendo a mesma: hospitalidade. O acolhimento é o que surge do meio de um pensamento do hóspede, da hospedagem. E, se trago o pensamento do hóspede, é somente porque ele pode nos colocar alguns problemas acerca da incondicionalidade do acolhimento. Pois como pensar um acolhimento condicionado? Permaneceria, assim, acolhimento? Se assim for, quais as condições para o acolhimento? Seriam condições de impossibilidade tal como se referia Derrida sobre o acontecimento? A condicionalidade diz de uma ética ou de uma moral? Passemos, assim, a uma discussão da hospitalidade, pois desejo afirmá-la como ética.

ÉTICA DA HOSPITALIDADE

[...] a hospitalidade absoluta exige que eu abra minha casa e não apenas ofereça ao estrangeiro (provido de um nome de família, de um estatuto social de estrangeiro, etc.), mas ao outro absoluto, desconhecido, anônimo, que eu lhe ceda lugar, que eu o deixe vir, que o deixe chegar, e ter um lugar no lugar que ofereço a ele, sem exigir dele nem reciprocidade (a entrada num pacto), nem mesmo o seu nome

(Jacques Derrida – Da hospitalidade)

Seguindo a perspectiva proposta por Derrida, enfatiza-se a posição ética que o acolhimento invoca. A palavra "acolhimento" contém em si as condições de qualquer princípio, início, inauguração ou criação. Pode-se afirmar que é por meio do acolhimento que o mundo começa; é ao dizer um "sim" a cada instante, um "sim" incessantemente repetido, que, ao oferecer essa resposta sem a necessidade de uma pergunta, a vida se torna uma eterna inauguração.

> [...] sim, sim a(o) que vem. O "sim" seria comum à afirmação e à resposta, viria antes mesmo de toda questão. [...] *resposta originária*: o "sim", em todo lugar em que a aquiescência indispensável está implicada (ou seja, em todo lugar em que se fala e se dirige ao outro, ainda que seja para negar, discutir, se opor, etc.), é primeiramente uma resposta. Dizer "sim" é responder. Porém, nada precede a resposta. Nada precede o seu retardo – e, portanto, sua anacrônica.[197]

Essa perspectiva ressoa com as primeiras palavras de uma obra clássica de Clarice Lispector: "Tudo no mundo começou com um sim. Uma molécula disse sim a outra molécula e nasceu a vida. Entretanto antes da pré-história havia a pré-história da pré-história e havia o nunca e havia o sim. Sempre houve. Não sei o que, mas sei que o universo jamais começou"[198]. O acolhimento

---

[197] DERRIDA, 2004, p. 258- 259, 272.
[198] LISPECTOR, 1977, p. 31.

afirma a vida e o mundo, permitindo que uma potência afirmativa se exerça. Ele esconjura a negação ao se colocar como o primeiro passo; isso significa que, mesmo que uma vontade de negar a vida e o mundo se faça presente, mesmo que o niilismo se apresente como uma disposição, o que se nega é sempre algo que, em um primeiro momento, recebeu um *sim* antes de ser negado. Todo *sim* já é um *sim* para a vida e para os mundos que se apresentam, mesmo que, em uma operação secundária, tudo possa se reverter em negação.

É no acolhimento do que chega, do que se dirige em nossa direção, do que é inevitável, do que nos atinge e do que afeta que se funda a positividade da ética. Portanto, ético será o princípio positivo de tomar, aceitar e acolher o que vem exatamente como vem, sem que se imponham condições para essa chegada. Trata-se de uma hospitalidade ao estrangeiro, ao outro sem nome, sem pátria e sem lei. A ética exige que não se imponham condições nas boas-vindas, que sempre são ditas à porta de casa, sob o portal, na passagem do público, da rua e do comum para dentro da propriedade, para o próprio espaço.

Se as boas-vindas constituem o princípio ético, é porque não representam uma palavra de imposição na passagem pelo portal, não são uma distribuição de leis, regras ou normas, não exigem códigos, línguas ou formas de falar dominantes. As boas-vindas configuram um gesto de aceitação irreversível de um estrangeiro que vem bagunçar o que é familiar, trazer um novo ar à casa, sacudi-la, arejá-la e rearranjá-la. Dessa forma, a ética é o *sim* incondicional à vida e ao que nela se apresenta sempre como irremediavelmente outro.

> A hospitalidade [...] não se reduz simplesmente, ainda que também o seja, a acolhida do estrangeiro em casa (lar), na própria casa de alguém, na sua nação, na sua cidade. Desde o momento em que me abro, dou "acolhida" [...] a alteridade do outro, já estou em uma disposição hospitaleira. Inclusive a guerra, o rechaço, a xenofobia implicam que tenho que ver com o outro e que, por conseguinte, já estou aberto ao outro. O fechamento não é mais que uma reação a uma primeira abertura. Deste ponto de vista, a hospitalidade é primeira. Dizer que é primeira significa

> que, inclusive antes de ser eu mesmo e quem sou, **ipse**, é preciso que a irrupção do outro haja instaurado essa relação comigo mesmo. Dito de outro modo, não posso ter relação comigo mesmo, com meu "estar em casa", mais que na medida em que a irrupção do outro haja precedido a minha própria ipseidade. [...] se parte de um pensamento da acolhida que é a atitude primeira do eu ante o outro; de um pensamento da acolhida a um pensamento do refém. Sou em certo modo o refém do outro, e esta situação de refém em que já sou o convidado do outro a acolher o outro em minha casa, no que sou em casa o convidado do outro, esta situação de refém define minha própria responsabilidade. Quando digo "eis-me aqui", sou responsável ante o outro, o "eis-me aqui" significa que já sou presa do outro [...]. Se trata de uma relação de tensão; esta hospitalidade é qualquer coisa menos fácil e serena. Sou presa do outro, o refém do outro, e a ética há de se fundar nessa estrutura de refém.[199]

Derrida, em seu livro sobre a hospitalidade, estabelece dois "sistemas" de hospitalidade. Ele examina as formas de hospitalidade regulamentadas pelas leis, nas quais o estrangeiro é submetido a uma série de exigências para ser aceito. No entanto, propõe uma reflexão sobre uma outra hospitalidade que não se baseia no direito, mas sim na incondicionalidade. Nesse pensamento, a hospitalidade incondicional opera como um virtual da hospitalidade de direito, que se revela em suas múltiplas formas atuais.

Esse é um sistema dinâmico e paradoxal, onde uma das partes não funciona sem que a outra já esteja presente. O que ocorre é que a hospitalidade incondicional não pode ganhar uma forma sem se tornar ela mesma condicional. No entanto, essa hospitalidade incondicional não se encerra totalmente sob a condicionalidade; ela se apresenta como um excesso de hospitalidade que está sempre presente em qualquer hospitalidade de direito. Esse excesso, portanto, é o motor que impulsiona qualquer forma de hospitalidade para um além de si, para um *a mais* de hospitalidade, para uma outra forma de acolhimento. Diz Derrida:

---

[199] DERRIDA, 1997a, p. 2.

> Esse 'jogo' é o lugar da responsabilidade. Apesar de que a incondicionalidade da hospitalidade deva ser infinita e, por conseguinte, heterogênea às condições legislativas, políticas, etc., essa heterogeneidade não significa uma oposição. Para que essa hospitalidade incondicional se encarne, para que se torne efetiva, é preciso que se determine e que, por conseguinte, dê lugar a umas medidas práticas, a uma série de condições e de leis, e que a legislação condicional não esqueça o imperativo da hospitalidade a que se refere. (Há aí heterogeneidade sem oposição, heterogeneidade e indissociabilidade.).[200]

O pensamento ético sempre destaca novas formas de acolhimento, constantemente impulsionado pelo incondicional que a hospitalidade exige. Pelbart, em suas reflexões sobre a ética, afirma: "Ética entendida como o conjunto dessas modalidades de afirmação singular e coletiva que emergem de uma sensibilidade ao intolerável, e que respondem ao intolerável a cada vez de novo. É intolerável que um corpo, individual ou coletivo, seja separado de sua potência"[201]. O que se torna intolerável, o que separa um corpo de sua potência, senão a imposição de uma forma de apresentação previamente determinada para que esse corpo seja acolhido? O que é mais intolerável do que restringir o corpo por meio de regulagens, barreiras ou fronteiras impostas à sua potência? Na hospitalidade, esse perigo está sempre presente: o risco da assimilação do outro, da subordinação do outro. A acolhida pode, muitas vezes, assumir essa função, onde o outro é submetido a condições para a sua permanência. Exige-se do estrangeiro que fale outra língua, que se torne cidadão, que se submeta às leis estabelecidas. "Trata-se de um modelo conjugal, paternal e falogocêntrico. É o déspota familiar, o pai, o esposo, o patrão, o dono da casa, que faz as leis da hospitalidade. Ele as representa e se subordina para subordinar os outros nessa violência do poder da hospitalidade, nesse poder da egologia"[202].

---

[200] DERRIDA, 1997a, p. 5.
[201] PELBART, 2003, p. 246-247.
[202] DERRIDA, 2003, p. 123.

O pensamento da hospitalidade convoca à constante desconstrução de tudo que se apresenta como condicionamento, como entrada em um sistema de direitos e deveres já estabelecidos. É necessário desconstruir as condicionalidades que surgem como a priori, questionando as linhas históricas que as originam e, assim, desnaturalizá-las. Essa desconstrução ocorre por meio da apreensão intuitiva de um elemento incondicional que subsume todos os limites, postulados de direito e condicionalidades. Trata-se de um paradoxo performativo em que um perpétuo vivente se instaura, desarranjando tudo que é criatura criada em nome de uma criação inevitável.

Sabe-se que uma ética assim nunca será uma ética do Estado; pelo contrário, é uma ética de esconjuração do próprio Estado[203]. "[...] teríamos que ajustar nossa ética da hospitalidade, nossa política da hospitalidade, a um mais além do Estado, por tanto, teríamos que ir mais além do cosmopolitismo"[204].

Essa ética da hospitalidade, ao se situar além — ou aquém — do Estado, demanda novas formas de relação. O que conecta a hospitalidade à questão do amigo é que o acolhimento possui na figura do amigo tanto seu sujeito quanto seu objeto. O amigo é, portanto, aquele que acolhe e, ao mesmo tempo, é aquele que recebe o acolhimento.

Passemos, portanto, à questão do amigo.

---

[203] Quanto a uma concepção de eterna luta contra o Estado, ver *O tratado de nomadologia: a máquina de guerra* em DELEUZE; GUATTARI, 1997 b. Os autores concebem uma máquina de guerra que, apesar de ter primado sobre o Estado, sempre existiu já na presença e contra o Estado.

[204] DERRIDA, 1997b, p. 4.

O AMIGO QUALIFICADO E A AMIZADE

Houve um tempo em que os acompanhantes terapêuticos se chamavam amigos qualificados. Não sei se essa denominação foi usada no português, se a tradução soa ruim ou não, mas, de qualquer forma é uma denominação interessante para trabalhar, em torno dela, o que tenho a dizer. Isso de "qualificado" não me interessa demasiado, mas aquilo de "amigo" sim.

(Gregório Baremblitt – A rua como espaço clínico)

A história do pensamento ocidental buscou conceber o observador como separado de seu objeto, acreditando que essa distância era a única forma de se alcançar um conhecimento verdadeiro sobre o que se estudava. Esse ideal ganhou força epistemológica a ponto de praticamente toda a ciência dos séculos XVIII, XIX e até meados do XX se fundamentar nessa separação como princípio norteador de suas práticas. A partir daí, emergiu um ideal de neutralidade que se expandiu para áreas além do estrito conhecimento científico.

A clínica, enquanto prática de intervenção, também herda o ideal de neutralidade. No entanto, essa perspectiva se torna complexa quando se busca uma intervenção que derive dessa neutralidade ou que se proponha como neutra. Embora muito já tenha sido discutido sobre esse tema desde o surgimento da clínica, este livro não tem a intenção de reproduzir tais discussões. O que se pretende explorar aqui é como a clínica se desenvolve quando a neutralidade não mais fundamenta suas bases metodológicas, ou seja, quando as intervenções não se propõem mais a ser neutras.

Na clínica do Acompanhamento Terapêutico, qualquer ideal de neutralidade é afastado. Isso permite que surja a dinâmica das afetações nas relações presentes em cada cena, englobando também o acompanhante e toda a virtualidade que ele e a cena carregam consigo. Talvez esse seja um dos motivos pelos quais essa prática, em seus primórdios, recebeu o sugestivo nome de *amigo qualificado*, o que sugere uma aproximação entre as partes envolvidas na relação.

O que interessa é o que essa expressão guarda de *amigo*, pois acredito em uma amizade que não pode ser definida por uma qualidade a priori, mas sim em uma amizade que, a cada encontro, se qualifica pela diferença que gera em relação a si mesma e ao outro. Em outras palavras, busca-se pensar em uma amizade que não seja simplesmente qualificada, mas sim qualificante ou geradora de qualidades.

Entretanto, a questão da amizade não surge no campo do Acompanhamento Terapêutico sem tensões. Se nos perguntarmos por que, ao longo de sua história, houve uma mudança de nome, perceberemos que o que entra em jogo é precisamente a ideia de amigo, e não o adjetivo *qualificado*. Isso ocorre porque o *amigo* se torna uma noção problemática por não ser suficientemente *qualificado* ou por não evidenciar de imediato a função clínica ou terapêutica dessa prática. Nesse sentido, é nesse contexto que se dá a crítica de Fulgêncio ao nome amigo qualificado:

> Estas primeiras experiências apontavam grandes contradições e dificuldades. Um paciente perguntava: "Você é mesmo o quê? Meu amigo credenciado?" [...] O termo utilizado para nomear o trabalho carregava uma mensagem ambígua e falsa: não se trata de amigo; e muito menos um amigo qualificado; como se fosse possível existir amigos qualificados e desqualificados! [...] Este termo ("amigo qualificado") provocava uma confusão de difícil esclarecimento: efetivamente uma mensagem falsa era constantemente enviada. Uma denominação mais precisa poderia encontrar um nome que indicasse a proximidade do vínculo, a função acolhedora do trabalho, mantendo explicita uma diferença de lugares (sem que isso implicasse uma diferença hierárquica), e ainda, pudesse focar uma ação realizada não só ao nível do discurso.[205]

A passagem *supra* revela claramente o embaraço do autor em relação ao nome, que, em sua opinião, não evidencia a "diferença de lugares" entre as partes envolvidas na relação. Diante disso, é importante dedicar um tempo para refletir sobre o momento da transição entre um nome e outro.

---

[205] FULGÊNCIO, 1991, p. 233.

A expressão *amigo qualificado* aparece na literatura no livro *Acompanhamento terapêutico e pacientes psicóticos*, escrito por Mauer e Resnizky. Esse livro relata a experiência vivida no Cetamp, uma comunidade terapêutica localizada na Argentina e dirigida pelo psiquiatra Eduardo Kalina. Trata-se do primeiro registro escrito sobre Acompanhamento Terapêutico e marca o início das tentativas de sistematização teórica em torno dessa prática. As autoras criticam a expressão *amigo qualificado* e introduzem a terminologia "acompanhamento terapêutico", que aparece inclusive no título do livro. Assim, é no momento da transição entre um nome e outro que surge o primeiro esboço teórico, mas não mais sobre o *amigo qualificado*, e sim sobre o Acompanhamento Terapêutico. Isso já indica bastante sobre essa passagem. No entanto, antes de entrar na discussão propriamente dita, é importante retornar à história para situar o nascimento da função *amigo qualificado*, a fim de compreender melhor a troca de nomes.

Oliveira, em sua dissertação de mestrado, que estabelece uma genealogia do Acompanhamento Terapêutico, situa o nascimento do *amigo qualificado* no contexto dos movimentos de antipsiquiatria e da psiquiatria democrática. Esses movimentos tiveram uma profunda influência nos países da América do Sul, especialmente na Argentina e no Brasil. As abordagens dessas correntes enfatizam o caráter social, construído e relacional das doenças mentais, elaborando uma conduta que não se baseava em um saber específico sobre a loucura ou na autoridade de intervenção de especialistas. Essa perspectiva abriu espaço para o conjunto do campo social nas intervenções, conduzindo a uma transdisciplinarização no tratamento dos pacientes e permitindo o surgimento de figuras híbridas, como o *amigo qualificado*.

O autor, ao discutir a proposta da psiquiatria democrática elaborada por Franco Basaglia, afirma que "às vezes ele [Basaglia] parece propor um novo modelo de atendimento em saúde mental no qual os técnicos – médicos, analistas etc. – fossem todos um pouco *acompanhantes*"[206]. Isso indica uma transversalidade entre os saberes, na qual a função do acompanhante coincide com essa própria transversalidade. Essa intervenção, realizada por pessoas

---

[206] OLIVEIRA, 1995, p. 123.

que, a princípio, não seriam especialistas na loucura, mas que se posicionariam na interseção entre os saberes e o campo social, passou a ser chamada de *amigo qualificado* na Argentina e, em seguida, no Brasil.

É interessante observar também o caráter de engajamento político que permeia o surgimento da figura do *amigo qualificado*. Nesse contexto, estabelecem-se paralelismos com a psiquiatria democrática, especialmente com a experiência que Basaglia estava desenvolvendo na cidade de Trieste, na Itália. Basaglia, ao discutir essa experiência política, afirmará:

> [...] uma das sortes que tivemos em nosso trabalho foi que a nossa união não emanava da profissionalização mas da finalidade política. [...] A nova equipe psiquiátrica e a nova equipe de saúde mental podem criar uma situação de dificuldade quando não há uma finalidade política comum...[207]

Essa "finalidade política comum", que não "emanava da profissionalização", possibilitou o surgimento, em Trieste, da figura do voluntário. A partir dos comentários de Goldberg, é possível observar as semelhanças que essa figura estabelece com o que, na América do Sul, veio a ser conhecido como *amigo qualificado* e, posteriormente, Acompanhamento Terapêutico. "A figura do voluntário desempenha papel importante no tratamento; é ele que acompanha os usuários [...] com problemas de reinserção social, que busca aqueles que permanecem em casa, que os auxilia em suas tarefas domésticas"[208]. Mais à frente, continua o autor: "Ressaltaria como característica notável no sistema de Trieste o trabalho complexo e importante dos voluntários (há algumas semelhanças com o trabalho dos acompanhantes terapêuticos em nosso meio). [...] é alguém que se interessa pelo projeto, está disponível para esse tipo de trabalho. [...] São estudantes de enfermagem ou universitários em geral..."[209] E Oliveira corrobora-o identificando a figura do *amigo qualificado* com a concepção e a atitude em relação à doença mental proposta pela psiquiatria democrática: "Parece-nos evidente

---

[207] BASAGLIA, 1979, p. 23.
[208] GOLDBERG, 1994, p. 81-82.
[209] GOLDBERG, 1994, p. 86.

terem sido concepções deste tipo, fundamentais para a emergência de uma figura passível de ser chamada de 'amigo qualificado', no cenário das práticas de atendimento à doença mental. Ele, o amigo qualificado, personifica essa atitude em relação ao 'doente'"[210].

Após analisarmos o contexto de surgimento da função *amigo qualificado*, é importante abordar o momento da mudança do nome. Essa transição está intrinsecamente ligada a questionamentos sobre o saber e a formação das pessoas que exercerão o que agora passa a ser denominado Acompanhamento Terapêutico. Oliveira destaca a necessidade que Mauer e Resnizky tinham de estabelecer o caráter clínico da atuação dos acompanhantes terapêuticos, o que, desde o início, motivou uma crítica à expressão *amigo qualificado*. Essa crítica pode ser lida logo nas primeiras páginas do livro de Mauer e Resnizky:

> A história do papel do at tem aproximadamente quinze anos. Numa primeira etapa, Eduardo Kalina optou por chamá-lo de "amigo qualificado". A mudança de denominação não foi um fato trivial. Implicou uma mudança quanto a delimitação e o alcance do papel. Fundamentalmente, a nova atribuição surgiu a partir da experiência clínica das pessoas que começaram a trabalhar nessa função. Quando se empregava a expressão "amigo qualificado", acentuava-se, como é evidente, o componente amistoso do vínculo; no entanto, ao substituir se aquela pela atual denominação, acentuou-se o que de terapêutico havia nesse tipo de função assistencial.[211]

Oliveira também analisa a troca de nome em contextos brasileiros e diz: "Observe-se que [...] sempre houve nesses movimentos pela troca de nome, uma reivindicação pelo reconhecimento do caráter clínico/terapêutico desta prática"[212].

A busca por uma sistematização teórica da função exercida pelo *amigo qualificado*, que culminará na criação do nome Acompanhamento Terapêutico, ocorrerá por meio do encontro dessa prática não mais com a psiquiatria democrática, mas com a teoria

---

[210] OLIVEIRA, 1995, p. 123.
[211] MAUER; RESNIZKY, 1985, p. 39.
[212] OLIVEIRA, 1995, p. 120.

psicanalítica. Em face dessa nova abordagem e em nome de um determinado estatuto clínico, tal prática tenderia a se distanciar de sua dimensão política. É o que Oliveira destaca:

> Quanto à experiência do acompanhamento no CETAMP, a guiarmo-nos pelo texto de Mauer e Resnizky, reconheceríamos nela por um lado, a influência deste referencial "técnico-político" fornecido pela psiquiatria social e, por outro, o uso de uma conceituação retirada da teoria psicanalítica para caracterizar o que faz o acompanhante e o que acontece ao paciente, chamando atenção ao mesmo tempo para o caráter eminentemente clínico/terapêutico de sua função. Vide o movimento no sentido de uma nova denominação. Quanto a esta, aliás, poderíamos apontar-lhe algum grau de ambiguidade, já que, para uma certa perspectiva, ser "amigo qualificado", é ser terapêutico, ou então, ser terapêutico é ter uma ação política; o que se poderia estar querendo apontar com essa mudança seria, então, que o acompanhamento é terapêutico, mas não por ser um amigo, ou pela dimensão política de sua atividade e sim por *ser um terapeuta, um clínico*.[213]

As análises de Oliveira continuam e revelam que, na verdade, ao passo que a teoria psicanalítica confere um estatuto clínico ao que agora se chama Acompanhamento Terapêutico, uma nova tensão surge. Essa tensão se dá em relação às outras práticas já reconhecidas como clínicas ou terapêuticas. O risco para essas práticas era que o Acompanhamento Terapêutico, em alguns casos, pudesse subsumi--las — sem mencionar as questões de mercado, uma vez que estava se constituindo uma nova prática, potencialmente concorrente.

As primeiras teorizações sobre o Acompanhamento Terapêutico colocam a prática em uma posição desconfortável, quase paradoxal. Por um lado, há um esforço para desvinculá-lo de sua função política em busca de uma clínica "pura". Por outro, ao tentar encontrar nas teorias clínicas tradicionais seu estatuto, o Acompanhamento Terapêutico acaba sendo considerado uma prática menor, uma vez que não atende às predeterminações de uma clínica stricto sensu.

---

[213] OLIVEIRA, 1995, p. 126.

UM PASSEIO *ESQUIZO* PELO ACOMPANHAMENTO TERAPÊUTICO

De minha parte, reconheço que essas são más questões, pois a clínica neste livro é pensada em uma zona de indiscernibilidade, onde clínica e política não se separam. É em nome desse estatuto político-clínico que a noção de amizade será retomada.

Resta, então, a pergunta que Baremblitt, após sistematizar os processos de cura presentes nas relações de amizade e as doenças decorrentes da ausência dessas relações, coloca a respeito da mudança de nome do *amigo qualificado*:

> Não posso afirmá-lo, mas proponho tomar esse devir como uma parábola. Os protagônicos e órgãos "inventores de modos curativos da amizade" têm sido levados a se reduzir a cidadãos de segunda categoria "coadjuvantes de procedimentos de adaptação, ou até de hiper normalização sofisticada"... consagrados no mercado de "bens e serviços"?... ou tiveram que dissimular a sua condição de simulacros criativos sob a forma de uma "boa cópia" para poder "ultrapassar" as barreiras das aristocracias disciplinares e corporativas?[214]
>
> ***

Pode-se afirmar que a mudança do nome de *amigo qualificado* para Acompanhamento Terapêutico está ligada à noção de amizade associada à ideia de fraternidade. Essa visão pensa a amizade como subsumida pela familiaridade, o que dificultaria qualquer dimensão clínica ou terapêutica sob a ótica psicanalítica. A imagem da amizade fraterna talvez tenha sido a primeira a surgir ao se falar em *amigo qualificado*, o que impulsionou a troca de nome. A mudança visou estabelecer uma certa neutralidade ou distanciamento entre as partes envolvidas, sendo o saber a linha divisória. O termo "amigo" sugeriria uma relação pessoal demais, o que impediria a função de *amigo qualificado* de obter um reconhecimento clínico, relegando a prática ao campo assistencial, sem grandes qualidades terapêuticas. Na busca por um estatuto clínico, os *amigos qualificados* procuraram um nome que não evocasse tanta proximidade e que, ao garantir certo distanciamento e neutralidade, agregasse à prática o reconhecimento de uma clínica.

---

[214] BAREMBLITT, 1997b, p. 182.

Para entender melhor a noção de amizade, pode-se recorrer ao senso comum. Frequentemente, a amizade é vista como uma espécie de irmandade, ou seja, o amigo é compreendido como um irmão, como expressa a música de Roberto e Erasmo Carlos: "amigo de fé, irmão camarada". Muitas vezes, a ideia de amizade implica um irmão que, de certa forma, pode ser escolhido, o que torna a amizade uma figura mais conveniente. O amigo é como um irmão, mas com uma abertura maior à liberdade, já que o irmão de sangue não é escolhido, sendo determinado por laços hereditários. No entanto, essa compreensão da amizade também tem sua própria história e evolução.

Onfray entende que a amizade vinculada ao ideal de fraternidade é uma forma de captura da amizade pela república nascente, após a Revolução Francesa. Segundo o autor, a amizade teria uma potência revolucionária que se oporia à organização da nova sociedade democrática. Ele relata rituais da época que codificaram a amizade em uma espécie de irmandade fraterna, livre e igualitária. Sobre isso, Onfray afirma:

> Por ser uma contradição flagrante ao princípio democrático e igualitário, ela (a amizade) desagradou bastante a Revolução Francesa que desejou codificá-la. A melhor maneira de aniquilar uma força temível em seus efeitos associais, é lhe reservar uma única existência social. [...] Para começar, a república à moda de Saint-Just bane quem quer que declare não acreditar na amizade, como se diz. Em seguida, uma festa é reservada a essa virtude no primeiro dia de Ventoso (sexto mês do ano no calendário republicano francês). Todos se sacrificam à divindade. Nesta ocasião, anual portanto, cada um deve declarar, publicamente e com toda a solenidade devida, a identidade e o nome de seus amigos. Além disso, se for constatada uma ruptura entre dois amigos, é preciso, conforme o mesmo princípio, informar as autoridades e o público, para os quais as razões desse afastamento são explicadas. [...] É preciso recear tal potência para impor-lhe assim as formas dentro das quais supõe-se que ela possa melhor se expandir![215]

---

[215] ONFRAY, 1995, p. 174-175.

Onfray continua discutindo outras formas sociais de codificação da amizade, como as punições aplicadas a um amigo quando o outro cometia um crime e os rituais funerários entre amigos. O ponto de interesse é a compreensão de que a imagem da amizade como fraternidade não é a única possível, e que a amizade pode manter muito de sua potência revolucionária ou subversiva. Foi nessa direção que Foucault parece ter avançado em sua obra final, ao recriar as noções de amizade, estética da existência e modos de vida. No entanto, essas ideias foucaultianas serão abordadas no próximo item, ao tratar da *política da amizade*. Por ora, o objetivo é desconstruir essa imagem igualitária, fraterna e associada à irmandade que a amizade tem carregado.

Essa imagem da amizade precisa ser reformulada para que seja possível compreender que a clínica ocorre justamente em um plano de amizade, mas de uma amizade que já não se refere ao reconhecimento do semelhante. Não se trata de uma amizade que cria irmandade, identidade ou que seja fraterna entre iguais. A amizade aqui é uma amizade com a diferença, com o dissonante, com o dessemelhante, com o outro. Ser amigo, nesse sentido, significa acolher o que se apresenta como diferença radical.

Georges Bataille e Maurice Blanchot, amigos em vida, refletiram sobre a amizade como algo que mantém um hiato entre os indivíduos, uma diferença intransponível que, paradoxalmente, os une e os atrai. Essa união não se dá por meio de um laço social codificado, mas sim como um movimento de liberdade, uma amizade que não implica submissão ou obrigação em relação ao outro, mas uma relação livre. Em uma coletânea de textos de Blanchot, encontra-se a seguinte epígrafe atribuída a Bataille: "... amigo até esse estado de amizade profunda em que um homem abandonado, abandonado por todos os seus amigos, encontra na vida o que, ele mesmo sem vida, lhe acompanhará mais além da vida, capaz da amizade livre, desapegada de todo laço"[216]. E Blanchot, no texto que consagra a amizade que tinha por Bataille, dirá:

> A amizade, essa relação sem dependência, sem fato e onde, não obstante, cabe toda singeleza da vida, passa

---

[216] BATAILLE *In*: BLANCHOT, 1976, p. 7.

> pelo reconhecimento da estranheza comum que não nos permite falar de nossos amigos, senão somente falar a eles, não fazer deles um tema de conversação (ou de artigos), senão o movimento de ajuste em que, nos falando, reserva, inclusive na maior familiaridade, a distância infinita, essa separação fundamental a partir da qual o que separa, se converte em relação.[217]

Esse texto foi escrito por Blanchot em homenagem à morte de Bataille. Nele, Blanchot recusa-se a tratar Bataille como um indivíduo ou sujeito, situando a amizade entre os dois na "estranheza comum" que os impede de se prender a identidades fixas. Blanchot apresenta seu amigo Bataille como um acontecimento.

Nietzsche definia a amizade por meio de um *pathos da distância*, uma característica que Onfray descreve como polidez, referindo-se à habilidade de encontrar a distância adequada. Para Nietzsche, uma boa amizade mantém uma distância justa, ou seja, uma posição que permite a aproximação ao outro sem confundi-lo, evitando que questões identitárias se mesclem entre as partes envolvidas na relação. A amizade exige uma boa distância, uma vez que a separação entre os indivíduos é uma fissura intransponível, e essa fissura é essencial para a amizade. Assim, o que determina a relação é a diferença que persiste, uma diferença radical que requer uma proximidade adequada com o outro. Essa situação paradoxal ou aporética precisa encontrar sua medida — sempre uma medida justa — onde o mais afastado é, ao mesmo tempo, o mais próximo, sem que isso resulte em uma fusão de identidades ou em um afastamento absoluto. Nietzsche escreve um aforismo sobre essa questão.:

> A BOA AMIZADE. A amizade nasce quando se tem o outro em grande estima, maior do que a que se tem por si, quando, ainda mais, ama-se o outro, mas menos que a si mesmo, e quando enfim, para facilitar as relações se estabelece um disfarce, uma *tingidura* de intimidade, guardando-se sabiamente, ao mesmo tempo, da intimidade verdadeira e da confusão do eu e do tu.[218]

---

[217] BLANCHOT, 1976, p. 258.
[218] NIETZSCHE, 2000, p. 72.

Guardar-se "sabiamente" da confusão entre o eu e o tu. Como fazer isso senão renovando a cada instante o eu e o tu? Senão recriando a relação constantemente? Senão permitindo que forças vindas de fora venham se combinar com o eu e o tu de acordo com a expressão necessária de cada um? E "sabiamente" não pode ter outro sentido que não seja trazer para a relação o elemento diferencial, o elemento diferenciante.

Sabedoria e amizade guardam uma profunda relação desde os primórdios do pensamento e a palavra "filósofo" já queria dizer isso: *amigo da sabedoria*. Entretanto, vejamos como podemos entender esse *amigo da sabedoria* através de uma filosofia que agora se quer filosofia da diferença. Novamente Nietzsche vem ao nosso socorro através da leitura deleuziana:

> *Philosophos* não quer dizer sábio, mas amigo da sabedoria. Ora, é preciso interpretar "amigo" de uma maneira estranha: o amigo, diz Zaratustra, é sempre um terceiro entre mim e eu, que me leva a me superar e a ser superado para viver. O amigo da sabedoria é aquele que reivindica a sabedoria, mas como alguém reivindica uma máscara com a qual não se sobreviveria; aquele que faz a sabedoria servir a novos fins, estranhos e perigosos, muito pouco sábios na verdade. Ele quer que ela se supere e que seja superada.[219]

A figura do amigo está associada à superação. O amigo é o terceiro que possibilita a superação do "mim" pelo "eu" — ou vice-versa, sem que isso importe tanto. Esse terceiro, que já é parte da mudança que ocorre em mim, evoca a ideia de que a transformação pessoal envolve um processo de constituição de si. Nesse contexto, não se está falando de clínica? Não se está abordando uma estética ou uma estilística de si? O clínico, assim como o amigo, atua como o terceiro que impede que o outro se identifique completamente a si mesmo em um nível profundo. Zaratustra nos alerta sobre o perigo que o solitário enfrenta e enfatiza a necessidade quase clínica de um amigo:

---

[219] DELEUZE, 2018c, p. 14-15.

> Um só me assedia sempre excessivamente (assim pensa o solitário). Um sempre acaba por fazer dois.
>
> *Eu e Mim* estão sempre em conversações incessantes. Como se poderia suportar isso se não houvesse um amigo?
>
> Para o solitário o amigo é sempre o terceiro; o terceiro é a válvula que impede a conversão dos outros dois de se abismarem nas profundidades.
>
> Ai! Existem demasiadas profundidades para todos os solitários. Por isso aspiram a uma amiga à sua altura.
>
> A nossa fé nos outros revela aquilo que desejaríamos crer em nós mesmos. O nosso desejo de um amigo é o nosso delator.[220]

Derrida, por sua vez, considera a amizade como um tema de suas aporias incondicionais. Inspirado pelas reflexões nietzschianas, ele identifica o amigo com o filósofo do futuro. Tal filósofo traz para dentro do seu campo a questão do talvez. Dirá Derrida que esse filósofo que talvez surja será ele mesmo o próprio filósofo do talvez. Assim como em toda aporia derridariana, a amizade também se inscreve sob o signo do impossível, que pode ser compreendido como um acontecimento. Como já vimos, para Derrida o acontecimento possível não merece o nome de acontecimento. Só merece tal nome o acontecimento que se extrai do impossível, o acontecimento que se dá em condições de impossibilidade. Ortega, seguindo a orientação derridariana, fala da amizade:

> Essa nova amizade é um impossível, constitui a experiência mesma do impossível. Um impossível que não conduz à paralisia. Ele é movimento do desejo, da ação, da urgência, do *talvez*. A amizade como *talvez* pode ser definida segundo três elementos: inconstância, imprevisibilidade, instabilidade. Os amigos do *talvez* recusariam a dar uma substância, uma essência, a procurar um substrato, uma base direta dessa amizade. O *talvez* aponta também para imprevisibilidade. A amizade assim concebida estaria aberta para o acontecimento, para o novo, para a invenção e para

---

[220] NIETZSCHE, 2003, p. 56.

> experimentação. Seria uma amizade instável, dinâmica, com relação à definição dos valores.[221]

E pode-se acrescentar uma citação do próprio Derrida: "Talvez seja impossível, justamente. Talvez o impossível seja a única chance possível de qualquer novidade, de qualquer nova filosofia da novidade. Talvez, talvez em verdade, o *talvez* nomeie ainda essa possibilidade. Talvez a amizade, se existe, deva levar em conta isso que parece aqui impossível"[222].

A amizade, portanto, pode ser compreendida como o impossível que impulsiona a criação de novas formas de relacionamento, uma vez que ela contém os signos da inconstância, imprevisibilidade e instabilidade, conforme bem definiu Ortega. Essa dinâmica revela que a amizade não se limita a laços fixos ou previsíveis, mas, ao contrário, alimenta-se da fluidez e da transformação, permitindo que cada encontro e cada interação sejam oportunidades de renovação e de descoberta do outro.

Resgata-se, assim, uma nova concepção de amizade, que já pode ser articulada no contexto da clínica. Contudo, esse resgate visa também chegar a uma nova ideia de política. No que se refere ao Acompanhamento Terapêutico, busca-se evidenciar a função política em sua inseparabilidade da clínica. A ideia de amizade, ao propor novas formas de relacionamento, parece se alinhar de maneira satisfatória à zona comum entre clínica e política. Passemos, assim, à *política da amizade* no que diz respeito ao Acompanhamento Terapêutico.

---

[221] ORTEGA, 2000, p. 83.
[222] DERRIDA, 1998, p. 54.

UMA POLÍTICA DA AMIZADE

"Amigos, não há amigos!" – disse o sábio moribundo; "Inimigos, não há inimigos!" – digo eu, o louco vivente.

(Friedrich Nietzsche – Humano demasiado humano)

Agora é necessário situar a questão da amizade em relação à política no AT. No capítulo anterior foi visto que o pensamento da amizade se encontrava presente nessa prática desde os seus primórdios e foram analisados os motivos que levaram à repulsa do nome *amigo qualificado*. Mas por que fazer neste momento um novo elogio da amizade?

Acontece que o conceito de amizade pode ajudar a encontrar o ponto de contato ou indiscernibilidade entre ética e política, especificamente entre a *ética da hospitalidade* e a *política da amizade*. Esse encontro ou ponto de contato é onde a clínica pode ser situada. Dado que, neste livro, a clínica é nomeada como AT, é possível começar a questionar o que essa prática convoca a refletir sobre a política. Onde a política toca mais diretamente o AT? E, além disso, seria apropriado nomear essa política, que afeta mais diretamente o AT, como uma política da amizade? E tal política pode ser extrapolada para qualquer clínica?

De início, uma questão de escolha se impõe, pois a política afeta o AT em diversos aspectos. No entanto, entre as várias inflexões políticas possíveis, será escolhido abordar aquela que traça a história da hegemonização da razão em nossa sociedade por meio do enclausuramento da loucura. Muito já foi dito sobre esse tema, mas é essencial destacar um marco, ou melhor, um livro que parece abrir as condições para o questionamento dessa história: *História da loucura na idade clássica*, de Michel Foucault, que se tornou uma referência fundamental para todo o movimento de luta contra as condições instituídas dos loucos e da loucura.

Foucault, nesse livro, parte das práticas discursivas e não discursivas que incidiram sobre o corpo dos loucos e sobre a loucura, abrindo, assim, um campo fértil para questionar as formas como esse corpo se encontra na atualidade. Tanto as naturalizações promovidas pelos saberes médicos, que fazem surgir a noção de doença mental, quanto as práticas hegemônicas que separam e excluem o corpo do louco do restante da sociedade, são profundamente interrogadas. A loucura tem uma história, e até os anos de 1960 essa história se revela como um movimento de afastamento do *socius*. Esse afastamento, que herdamos, reflete, por um lado, a realidade de uma loucura alienada e institucionalizada e, por outro, uma sociedade que se pretende sóbria, constante, regida por princípios morais incontestáveis, entrelaçada por uma razão prática e positiva. Esses princípios nos distanciaram do contato com o irrazoável, o desmedido, o irracional, a desrazão e a diferença, promovendo uma ordem que busca obedecer ao bom senso e ao senso comum, tratando qualquer situação paradoxal como uma ambivalência a ser resolvida; princípios que constroem a ordem de um capital globalmente integrado.

A partir dos anos 1950 e 1960, uma reação ao enclausuramento dos loucos começa a se estabelecer na sociedade, e todo um movimento de contestação surge em praticamente todas as culturas. Em meio ao fervilhar da contracultura, emergem movimentos que buscavam desinstitucionalizar o louco e a loucura. Exemplos incluem as comunidades terapêuticas de Maxwell Jones e a antipsiquiatria de David Cooper e Ronald Laing, na Inglaterra; a psiquiatria democrática de Franco Basaglia, na Itália; e, na França, a psicoterapia institucional de Tosquelles e Jean Oury e também a análise institucional de Félix Guattari, René Lourau e Georges Lapassade, entre outros. Embora diferentes em suas propostas, todos esses movimentos compartilham um novo olhar e discurso sobre a loucura.

Se for possível reunir algumas características comuns, correndo o risco de simplificá-los, pode-se dizer que esses movimentos: enfatizam a constituição histórica da loucura como doença mental; defendem a necessidade de dar voz e expressão aos loucos; focam os sintomas como frutos da violência e exclusão social, em vez de uma suposta doença mental endógena; promovem a inserção dos loucos na rede social, repensando o estatuto da loucura na sociedade; e criam práticas que colocam o louco em relação direta com a sociedade. Tais práticas, bem-sucedidas ou não, representaram uma luta contra a instituição asilar e o modelo psiquiátrico tradicional no cuidado da loucura.

Como discutido por Berger, Morettin e Neto[223] e Oliveira[224], o AT, ainda como *amigo qualificado*, emerge diretamente nesse contexto teórico e prático de luta. No Brasil e na Argentina, essas propostas se desenvolveram em um cenário de forte centralização, repressão e tortura. Nesse contexto, é notório o papel que os profissionais de saúde desempenharam na luta pela democratização e descentralização das políticas públicas, especialmente no campo da saúde mental. A prática do AT, assim, se alinha a essa resistência, buscando novas formas de cuidado e inclusão social.

Por volta dos anos de 1960 e 1970, a prática do AT teve início nas chamadas comunidades terapêuticas. Nesse período, tornou-se evidente que o sistema de enclausuramento não era satisfatório, o que levou à busca por novas soluções para garantir um acompanhamento mais eficaz. Aos poucos, enfermeiros deixaram de ser designados para essa função, sendo substituídos por estudantes de psicologia e medicina. Com o tempo, essa prática se expandiu para além das comunidades terapêuticas, começando a ocupar o espaço urbano e integrando os pacientes de forma mais ativa ao tecido social.

É fundamental situar a função política do AT na contemporaneidade. Atualmente, a crítica à clausura física da loucura parece ter alcançado uma certa hegemonia, tornando quase inevitável o desmonte das grandes instituições de sequestro da liberdade. Embora ainda existam núcleos que defendem essa prática de maneira talvez anacrônica, a luta pelo desmantelamento desses locais continua.

No entanto, enquanto o desmonte das instituições tradicionais de aprisionamento físico já é uma realidade, isso pode revelar uma nova forma de clausura, agora mais sutil. O que se quer destacar é que a simples desospitalização dos loucos não assegura um novo

---

[223] BERGER; MORETTIN; NETO, 1991.

[224] OLIVEIRA, 1995.

espaço para a loucura na sociedade. A desospitalização, portanto, não implica necessariamente a hospitalidade da loucura.

Autores como Deleuze[225], Hardt[226], Negri e Hardt[227], e Negri[228] apontam para um movimento de sutilização do poder, que agora não se exerce mais através de instituições de disciplina visíveis, mas por meio de um controle invisível das virtualidades. Esse controle se manifesta de maneira aberta, ramificando-se por diversos aspectos da vida cotidiana. Trata-se de um controle que não é mais transcendente, mas que opera na própria imanência das relações sociais.

Ao analisar o controle das virtualidades no campo da loucura, é essencial considerar a utilização em larga escala de psicofármacos, assim como a profusão de diagnósticos que conferem identidade aos sujeitos. Nos primeiros momentos de crítica às instituições psiquiátricas, ainda nas décadas de 1950 e 1960, surgiram os primeiros antipsicóticos e as categorias nosográficas conferiam ao sujeito uma marca estigmatizante perante a sociedade. Desde então, o número e a variedade de psicofármacos aumentaram, assim como as formas de sua utilização, que, muitas vezes, são pouco terapêuticas, assim como aumentou de forma exponencial do cardápio das classificações de transtornos psiquiátricos. Isso implica que o movimento de desospitalização tem apresentado como contrapartida o alargamento do uso de psicofármacos e um entendimento do cotidiano da vida através de categorias diagnósticas.

Atualmente a desospitalização não é propriamente um movimento de acolhimento do louco e da loucura no campo social, e sim uma microcaptura nas sutilezas das fendas sinápticas por substâncias psicotrópicas, assim como um ponto de apoio para que identidades se constituam. Não fica claro se se abriram as portas dos manicômios para que os loucos saíssem ou se estenderam os muros do manicômio através de micromuros de modo que vivemos em um manicômio generalizado a céu aberto. O que fica evidente é que o estatuto do louco e da loucura parece permanecer intacto.

---

[225] DELEUZE, 1990a, 1990b.

[226] HARDT, 1996.

[227] NEGRI; HARDT, 2001.

[228] NEGRI, 2003.

Ele continua sendo o irresponsável, o perigoso etc. Sua circulação nas ruas ainda não é garantida. Sua voz ainda não é escutada.

Aí entra a função do AT como uma *política da amizade*, pois, se a loucura não se encontra mais entre muros de concreto — apesar de eles ainda existirem e lutaremos sempre para que caiam —, é a função AT que poderá levá-la ao contato direto com a sociedade, sempre visando a um regime de variação constante em seu estatuto social, assim como da forma que a sociedade entende e lida com a loucura.

A contemporaneidade parece — e isso é apenas uma aparência — estar aberta a todos os tipos de diferenças. Não há mais princípios claros que hegemonizam as formas de agir e de ser. Todos têm — e isto passa a ser uma obrigação — que ser diferentes, que marcar a sua individualidade. Tal fenômeno está em plena conformidade com uma ordem cada vez mais mundial e integrada. Porém, o que importa não são as diferenças constituídas, e sim o princípio de diferenciação capaz de manter viva a criação de novos modos singulares de existência, e não um rol imenso de formas pré-dadas de ser e de agir, às quais aderimos ou não através de nossa capacidade de adquirir os produtos que compõem tal ou tal personagem, tal ou tal clichê da moda ou nicho existencial.

Derrida estabelece uma distinção entre uma diferença em total conformidade com as formas de consumo/controle e uma diferença enquanto processo de diferenciação. Para isso, usará uma pequena inflexão na própria palavra, falando em différance (com "a") em vez de différence (com "e"), que seria a forma ortograficamente correta em francês. Diz ele:

> Em primeiro lugar, se me permite, algumas considerações abstratas sobre a différance (com "a") e as deferenças (com "e"). O que o motivo de différance tem de universalizável em vista das diferenças é que ele permite pensar o processo de diferenciação para além de qualquer espécie de limites: quer se trate de limites culturais, nacionais, linguísticos ou mesmo humanos. [...] Depois a différance não é uma distinção, uma essência ou uma oposição, mas um movimento de espaçamento, um "devir-espaço" do tempo, um "devir-tempo" do espaço, uma referência à alteridade,

a uma heterogeneidade que não é primeiramente oposicional.[229]

Diante disso, pode-se pensar uma *política da amizade*. Se política é o princípio de engendramento da cidade, onde se determinarão as relações entre os que nela convivem, como pensar uma cidade em que as relações comportem o princípio diferencial — a *différance* — presente na amizade? Como uma política pode ser um programa de liberação para a abertura do hiato que, ao mesmo tempo, distancia e que une os amigos? Como pensar uma política de acolhimento do louco e da marca diferencial que ele carrega tão visivelmente em seus apetrechos, suas formas de andar e de falar, em suas formas de se movimentar e de pensar, em suas formas de ver e de ouvir etc.? Não para que ele continue, assim, o mesmo, intocado, numa espécie de respeito a sua individualidade; mas sim para que tanto ele quanto a sociedade possam criar derivas a partir desse estranho encontro: louco e sociedade em uma relação de amizade não identitária.

Uma *política da amizade* só é política por guardar os princípios incondicionais da amizade, da hospitalidade, do acolhimento e da justiça[230]. Diz Derrida a respeito de Lévinas:

> [...] não pode haver amizade, hospitalidade ou justiça senão aí onde, mesmo que seja incalculável, se tem em conta a alteridade do outro, como alteridade – uma vez mais – infinita, absoluta, irredutível. Lévinas recorda que a linguagem, quer dizer, a referência ao outro é em sua essência amizade e, hospitalidade. E, por sua parte, estes não eram pensamentos fáceis: quando falava de amizade e hospitalidade, não cedia aos "bons sentimentos".[231]

Não ceder aos ditos "bons sentimentos", não fugir dos tensionamentos das relações, acolher mesmo o incômodo, permitir

---

[229] DERRIDA, 2004, p. 33-34.

[230] A justiça, segundo Derrida, se coloca em aporia juntamente com o direito. A justiça é apresentada como o incondicional do direito, este sim finito e limitador da justiça. A justiça é, portanto, o incondicional do direito e o direito o que condiciona a justiça. Justiça infinita que sempre extrapola o direito em sua finitude atual. Não será abordada aqui a questão da justiça proposta por Derrida. Basta dizer que ela participa dos temas incondicionais que são tão caros ao autor.

[231] DERRIDA, 1997, p. 2.

uma agonística de forças que lutem entre si; tudo isso também faz parte dos sentimentos da amizade. A amizade não é um princípio de tranquilidade, é uma agonística que busca sempre o bom distanciamento. É essa agonística que uma clínica como o AT vai ajudar a traçar junto à loucura e aos loucos que acompanha ao colocá-los no contato direto com o tecido social. Ser amigo, nesse caso, é dar à loucura um estatuto público que lhe é de direito, é ir em busca de um espaço que não é mais o da intimidade e da interioridade, e sim o da organização social. Ortega, falando da amizade e sua função de constituição de novas relações sociais, diz:

> A amizade é um fenômeno público, precisa do mundo e da visibilidade dos assuntos humanos para florescer. Nosso apego exacerbado à interioridade, a 'tirania da intimidade', não permite o cultivo de uma distância necessária para a amizade, já que o espaço da amizade é o espaço entre indivíduos, do mundo compartilhado – espaço da liberdade e do risco –, das ruas, das praças, dos passeios, dos teatros, dos cafés, e não o espaço de nossos condomínios fechados e nossos *shopping centers*, meras próteses que prolongam a segurança do lar.[232]

Como não reconhecer nessa passagem os passeios do AT pela cidade, por esse "espaço da liberdade e do risco"? Também como não reconhecer um certo tom pessimista do autor no "nosso apego exacerbado a interioridade"? Entretanto Ortega, ao mesmo tempo em que fala de tempos sombrios no que diz respeito a outras lógicas de relação, invoca Foucault em sua discussão da amizade e dos novos *direitos relacionais*. "Foucault [...] apelou por um novo 'direito relacional' que permitisse a proliferação e multiplicação de relações"[233]. Tal era a forma que Foucault passou a pensar a resistência política nos anos de 1980, através da amizade, da *construção estética de si*, da criação de novos *modos de vida* e de um novo *direito relacional*.

Em uma pequena entrevista, Foucault, pensando em uma política, falou mais claramente dos conceitos de amizade e de

---

[232] ORTEGA, 2002, p. 161-162.

[233] ORTEGA, 2002, p. 159.

modos de vida. Cabe entender que Foucault não sistematizou tais questões, pois sua obra foi interrompida pela sua morte. Seu legado ficou para ser sistematizado e desenvolvido por discípulos e comentadores. Portanto, deter-me-ei, por um instante, na entrevista de Foucault que recebeu o título de *Da amizade como modo de vida*.

Essa é uma entrevista concedida a um jornal dedicado à luta dos homossexuais. E isso não é à toa, pois Foucault via na homossexualidade uma região oportuna de lançar uma resistência política que visava introduzir na sociedade novas formas, ainda não asseguradas, de relação. Apesar de a homossexualidade não ser nosso campo imediato de atuação, pode-se pensar, junto com Foucault, a invenção de novas formas sociais de relação que viabilizem o contato do louco com o *socius*. Na entrevista, a questão de Foucault é:

> Quais relações podem ser, através da homossexualidade, estabelecidas, inventadas, multiplicadas, moduladas? O problema não é descobrir em si a verdade de seu sexo, mas antes usar sua sexualidade para chegar a multiplicidades de relações. E está aí, sem dúvida, a verdadeira razão pela qual a homossexualidade não é uma forma de desejo, mas alguma coisa de desejável. Temos, então, que nos aferrar à ideia de nos tormarmos homossexuais e não de nos obstinarmos em reconhecer que somos homossexuais. Os desenvolvimentos do problema da homossexualidade vão em direção a isso, é o problema da amizade.[234]

Foucault parte, portanto, para o que ele chama de uma multiplicidade de relações, é essa a paisagem que o move. O problema colocado por Foucault é o seguinte: "O que é isso, estar entre homens 'a nu', fora das relações institucionais, de família, da profissão, da camaradagem obrigada?"[235] Para efeitos deste estudo, pode-se fazer variar a pergunta para as questões que o AT levanta: o que é isso de estar ao lado do louco, *a nu*, fora das relações institucionais e familiares, aberto à criação de modos de relacional com a loucura ampliando mutuamente os universos existenciais?

---

[234] FOUCAULT, 1981, p. 348-349.
[235] FOUCAULT, 1981, p. 349.

Esse estado de *a nu* a que Foucault se refere, se pensado na relação entre a sociedade, AT e a loucura, coloca "um diante do outro desarmados, sem palavras convenientes, sem nada que lhes assegure o sentido do movimento que os conduz um em direção ao outro. Têm de inventar, de A a Z, uma relação ainda sem forma, e que é a amizade"[236]. A amizade pode, portanto, ser concebida como a soma de todas as coisas por meio das quais uma sociedade é tocada na direção da criação de universos existenciais, abrindo-se para o exercício de novos *modos de vida*.

A noção de *modos de vida* foi cunhada por Foucault e permite pensar a organização da sociedade. O autor se perguntará por que conceber a sociedade segundo critérios como classes sociais, profissões, níveis culturais etc., e não através da multiplicidade dos *modos de vida*:

> Essa noção de modo de vida parece-me importante. Será que não seria introduzir uma diversificação diferente da que é devida às classes sociais, às diferenças de profissão, aos níveis culturais, uma diversificação que seria, também, uma forma de relação, e que seria "o modo de vida". Um modo de vida pode-se partilhar entre indivíduos de idade, *status*, atividade social diferentes. Ele pode dar lugar a relações intensas, que não se parecem com nenhuma daquelas que são institucionalizadas, e parece-me que um modo de vida pode dar lugar a uma cultura e a uma ética.[237]

Em seguida, Foucault explica a posição da homossexualidade em relação à sociedade caracterizando-a como uma posição *enviesada*, sendo que é justamente nessa posição *enviesada* que reside todo o seu caráter revolucionário. E nessa posição de *enviesado* pode-se reconhecer também a loucura e as suas formas tão peculiares de botar em questão as formas já organizadas da sociedade. Diz Foucault: "A homossexualidade é uma ocasião histórica de reabrir virtualidades relacionais e afetivas, não tanto pelas qualidades intrínsecas do homossexual, mas porque a posição desse

---

[236] FOUCAULT, 1981, p. 349.
[237] FOUCAULT, 1981, p. 350-351.

de 'enviesado' são linhas diagonais que ele pode traçar no tecido social, as quais permitem fazer aparecer essas virtualidades"[238].

Pode-se, portanto, conceber um programa político que vise e lute por uma nova forma de se estabelecer as relações sociais, desde que se entenda essas novas formas sociais como "virtualidades relacionais e afetivas". Porém, Foucault alerta para o perigo de um programa que apenas venha substituir as relações existentes. Contra esse perigo o autor lança mão da ideia de um programa político vazio como um instrumento capaz de possibilitar

> [...] instrumentos para relações polimorfas, variadas, individualmente moduladas. Mas a ideia de um programa e de proposições é perigosa. Desde que um programa se apresenta, ele se faz lei, é uma interdição para inventar. Deveria haver uma inventividade própria de uma situação como a nossa e que estes desejos, que os americanos chamam de coming out, possam se manifestar. O programa deve ser vazio. É preciso aprofundar, para mostrar como as coisas foram historicamente contingentes, para tal ou tal razão inteligível mas não necessária. É preciso fazer aparecer o inteligível sob o fundo da vacuidade e negar uma necessidade; e pensar o que existe está longe de preencher todos os aspectos possíveis. Fazer um verdadeiro desafio incontornável da questão: o que se pode jogar e como inventar um jogo?[239]

Pelbart, em um texto curto, explora esse *novo direito relacional*, não mais através da homossexualidade, e sim através de questões que, em nossos tempos, a aids coloca. Pode-se pegar esse texto como o exemplo de uma variação na aplicação da noção de um *novo direito relacional*. O texto gira em torno de um encontro entre amigos que vão a socorro de alguém que Pelbart nomeia como sendo O Amigo — um portador do vírus da aids. O questionamento vai no sentido das múltiplas contaminações, enfatizando as contaminações positivas, que ele chama de redes de solidariedade. Pelbart aponta a aids, em sua potência de geração e contaminação de vida, como uma oportunidade de exercício de novas formas

---

[238] FOUCAULT, 1981, p. 251.
[239] FOUCAULT, 1981, p. 352-353.

de relação: a amizade é como um campo propício ao exercício do *direito relacional*, um campo de implicação vital. "E podemos perguntar se todo esse funcionamento em rede é apenas uma tática de sobrevivência para tempos sombrios, soluções precaríssimas de uma sociedade civil desorganizada ou, ao contrário, o esboço de estratégias subjetivas e coletivas de implicação vital"[240].

Uma política tal, que se dá, em verdade, de forma micropolítica, é uma política que não pode se dar na esfera da lei, do contrato ou da instituição. Uma política assim não pode ser regida ou criada por qualquer espécie de programa voluntarista[241], é uma política involuntária na medida em que exige um programa vazio, é uma política de acolhimento das diferenças sem reduzi-las ao mesmo. Uma política do talvez, da incompletude, uma política que está sempre por vir no sentido de que não se totaliza em algo já construído, é uma política do eterno devir, como caracteriza Deleuze, ou do porvir, como entende Derrida.

Para exemplificar a capacidade política de criação de novas formas de relação através do AT, gostaria de narrar um outro fragmento clínico.

Éramos uma equipe de cinco acompanhantes que atendíamos havia mais de quatro anos um rapaz diagnosticado de autista. Seu comportamento era totalmente referenciado ao outro, de forma que não fazia nada — a não ser "roubar" comida — sem a permissão ou sem alguém que o conduzisse. Em um determinado dia, enquanto ele passeava com uma acompanhante e uma outra paciente, ele se perdeu. A acompanhante, ao tentar subir em um ônibus, caiu e o ônibus partiu com o rapaz, que já havia embarcado.

O que sucedeu a partir daí não se sabe ao certo, pois o rapaz não possuía fala. O que sabemos é que ele foi encontrado três dias depois em um município que fica a 150 km do Rio de Janeiro, local onde ele havia se perdido. Depois de encontrá-lo, ao prosseguir os trabalhos de AT, percebe-se que ele ganhara mais autonomia, começando a tomar atitudes sem que precisasse da autorização dos outros. Começava, por exemplo, a estabelecer formas de conseguir o que queria em lanchonetes através de pequenos sons que se asse-

---

[240] PELBART, 2003, p. 246.
[241] Sobre uma política involuntária em Deleuze, ver ZOURABICHVILI, 2000.

melhavam ao nome das coisas. Alguns meses depois, notamos a sua autonomia na hora de entrar nos ônibus; por exemplo, ele fazia sinal espontaneamente para chamar o ônibus, pegava o dinheiro em seu bolso sem ser solicitado, entre outras coisas.

Elaboramos um projeto onde, ao voltar para sua casa, pegávamos sempre a mesma linha de ônibus. Começamos a estabelecer contato, através de pequenos papos com os trocadores e os motoristas, de forma que ficássemos visivelmente conhecidos. Em um segundo momento, começamos a colocá-lo no ônibus para que fosse sozinho para casa, o que passou a acontecer mais frequentemente.

Tudo isso foi parte de um grande projeto e de uma construção em equipe, que envolveu também todo um trabalho com sua família, que variava entre o desespero e a alegria de vê-lo pela primeira vez fazendo algo sozinho em um ambiente desprotegido. O que acontecia em suas viagens, não sabíamos, porém percebíamos que, pela primeira vez em sua vida, ele se implicava em algo por si mesmo.

O *acidente*, a autonomia súbita do acompanhado, o projeto, a repetição da linha de ônibus, suas viagens sem tutela, tudo isso foi a construção de um espaço na sociedade que entendemos como uma política de acolhimento ao outro, como uma política da amizade. É fundamental ressaltar a importância que tiveram nessa construção os trocadores e motoristas dos ônibus. Eles, através de uma manobra mais ou menos calculada da equipe, passaram a enxergar aquele paciente de uma forma diferente e passaram a lhe oferecer a acolhida necessária para a sua circulação pela cidade.

Esse caso, esse fragmento de caso, nos faz pensar no que Bauman, em certo momento de suas análises, chama de *ágora*, resgatando um princípio da política grega:

> [...] esse espaço nem público nem privado, porém mais precisamente público e privado ao mesmo tempo. Espaço onde os problemas particulares se encontram de modo significativo – isto é, não apenas para extrair prazeres narcísicos ou buscar alguma terapia através da exibição pública, mas para procurar coletivamente alavancas controladas e poderosas o bastante para tirar os indivíduos da miséria sofrida

> em particular; espaço em que as idéias podem nascer e tomar forma como 'bem público', 'sociedade justa' ou 'valores partilhados'.[242]

Isso — e muitas outras coisas — é o que pode ser proposto como uma *política da amizade* na clínica do AT. Uma forma de colocar a loucura em contato direto com o *socius* invocando um novo *direito relacional* e visando à integração de seus modos de vida. A criação de uma sociedade hospitaleira ao elemento diferencial, a *différance*.

---

[242] BAUMAN, 2000, p. 11.

CONCLUSÃO

Concluir um discurso que se quer fragmentário como as paisagens que o at vê não é nada fácil. O sentido do percurso feito neste livro, enquanto percurso clínico, enquanto percurso teórico--clínico, só pode ser entendido e apreendido em processo. Diante disso, gostaria de concluir — sem que se parecesse com um gesto grosseiro — apenas com uma reticência... porém...

Direi, portanto, bem entendido, que fiz um percurso com muitas derivas e espero que o leitor tenha conseguido me acompanhar. Nesse trajeto passamos — um pouco assim como passam os acompanhantes terapêuticos em seus passeios — por uma série de conceitos e noções que nos possibilitaram viajar, ao menos por alguns instantes, pelo campo do AT, tanto como *um modo* de fazer da clínica quanto como *o modo* como a clínica se faz.

Utilizei, para falar desse modo de fazer a clínica que é o AT, uma série de conceitos que têm em comum o fato de não se darem em um regime de profundidade ou de interioridade. É justamente uma subjetividade de superfície o que imediatamente se pode ver surgir quando se está às voltas com o passeio do AT. Dessa percepção-intuição, assim como da criação de uma forma de atuação pautada por essa percepção-intuição, é que acredito extrair a força e a arte dessa prática. A subjetividade passa a ser entendida através de um regime de funcionamento conectivo, que se alastra em contato direto com tudo que toca, fazendo com que isso que é tocado também ganhe novas derivações através de um sistema de cortes e fluxos. Guattari diria que "o inconsciente molha os que dele se aproximam"[243]. Nesse ponto, o AT se encontra com o passeio esquizo proposto por Deleuze e Guattari em *O anti-Édipo*. Nesse livro os autores propõem uma nova concepção de funcionamento da subjetividade, um funcionamento maquínico:

---

[243] GUATTARI, 1981, p. 140.

> As máquinas desejantes são máquinas binárias, com regra binária ou regime associativo; sempre uma máquina acoplada a outra. A síntese produtiva, a produção de produção, tem uma forma conectiva: "e", "e depois"... É que há sempre uma máquina produtora de um fluxo, e uma outra que lhe está conectada, operando um corte, uma extração de fluxo (o seio — a boca). E como a primeira, por sua vez, está conectada a uma outra relativamente à qual se comporta como corte ou extração, a série binária é linear em todas as direções. O desejo não para de efetuar o acoplamento de fluxos contínuos e de objetos parciais essencialmente fragmentários e fragmentados. O desejo faz correr, flui e corta.[244]

Já não há mais interpretações a serem feitas referenciadas em algum tipo de condição preconcebida, e sim uma experimentação das paisagens, dos sabores, das texturas, das cores... do mundo. Tudo isso de acordo com máquinas conectando-se. "[...] cada máquina-órgão interpreta o mundo inteiro segundo o seu próprio fluxo, segundo a energia que flui dela: o olho interpreta tudo em termos de ver – o falar, o escutar, o cagar, o foder..."[245] Assim, a prática de andar, percorrendo além de ruas as intensidades, pouco a pouco, foi nos revelando a operatória da clínica. O que nos possibilitou afirmar que o ato clínico por excelência se dá no próprio ato de passar, e passar à medida que faz algo passar. O acontecimento, que se faz sempre por encontros, não busca mais uma verticalidade da leitura, e sim uma transversalidade de um percurso experimentado. Essa experimentação se torna, assim, a operação de criação de si e do mundo, é o que foi entendido como acontecimento clínico.

Assim, foi feita uma divisão de coisas inseparáveis como técnica e acontecimento, porém, se isso foi feito, foi somente para que pudessem ser apreendidas novas concepções de tempo e espaço concernentes à experiência clínica. Foi necessário, como acompanhante terapêutico, situar-me além das coordenadas espaçotemporais já fixadas e instituídas. Era necessário ganhar a rua e o *socius*, senão permaneceríamos presos a concepções de subjetividade e a certas regras que, em verdade, se tornam meio canhestras

---

[244] DELEUZE; GUATTARI, 2010, p. 16.
[245] DELEUZE; GUATTARI, 2010, p. 16.

quando aplicadas ao dispositivo do AT. Não é trivial falar de um espaço-tempo que não pode ser visto ou mensurado e que, apesar disso, não é nada abstrato, mas sim experimentado na ruptura das escalas métricas. O que exigiu um esforço para que tais noções ficassem mais claras à medida que, a cada vez, fossem retomadas em diferentes formas de apresentação.

Passou-se também pela noção de território e outros conceitos que essa noção envolve, tais como desterritorialização, caos-ordem, ritornelo, atratores estranhos etc. Essas noções são extremamente pertinentes ao AT, visto que no campo há muito pouca teorização e, quando há alguma, a grande maioria se limita a aplicações de noções de subjetividade extraídas de dispositivos como o do *setting* fechado, assim como concepções de subjetividade constituídas dentro de dispositivos como manicômios, asilos, instituições de sequestro, prisões... Desta forma, é de costume separar as noções de subjetividade do espaço pelo qual ele percorre — ou está preso — desimplicando-as, como se estivesse, de um lado, o sujeito e, do outro lado, o local ou o dispositivo em que o sujeito está inserido. Optei, todavia, por seguir outros caminhos: fiz questão de afirmar, através das experimentações do AT, uma inseparabilidade entre o espaço e a subjetividade. Não são instâncias separadas onde o espaço estaria já dado, cabendo ao sujeito somente habitá-lo à sua maneira. O espaço e a subjetividade emergem concomitantemente através de um processo de subjetivação que é, de uma só feita, também processo de espacialização. O conceito de território, desta forma, auxilia a pensar a inseparabilidade entre indivíduo e mundo colocando ambos sob os signos da produção de subjetividade, ou das territorialidades. A subjetividade já diz respeito imediatamente ao território no qual circula, ela se estende, ela se alastra, contamina e é contaminada pelo espaço ao qual se conecta, criando e recriando tais espaços.

Essa inseparabilidade, tão evidente no AT, nos convoca a uma outra, não menos aporética. Se a produção de subjetividade já é uma produção de espacialização, logo de mundos efetivos, e se se entende os mundos sempre como mundos criados, pode-se dizer que a organização do *socius* também não se separa da produção de subjetividade. Dessa conclusão pode-se extrair uma matéria ética e política a ser explorada por quem está implicado diretamente com tal produção.

Sendo assim, emergiu uma ética e uma política estritamente relacionada com o campo de estudo. Conceitos como acolhimento, acompanhamento, hospitalidade, amizade, justiça, direito relacional, estética, estilística da existência e *modos de vida* ajudaram a pensar o que pode ser chamado de um *programa vazio*, e isso como uma direção ético-política para a clínica. Programa vazio que se abre à experimentação de formas de viver ainda não codificadas. Programa vazio que é um *êthos* que se direciona ao elemento diferencial criador do novo. Assim, a ética e a política que foi privilegiada — ética da hospitalidade e política da amizade — dizem respeito, de forma radical, a um princípio diferencial. Carregam consigo a crença de que a diferença, ou diferança, como quer Derrida, é um princípio movente e motor da subjetividade, do mundo e da criação. Portanto, uma ética e uma política que denunciam e tentam esconjurar os movimentos de repetição do mesmo, da reprodução e da recognição.

As aproximações da clínica com a política são aproximações inspiradas pelas vivências como acompanhante terapêutico. O AT deixa revelar, de forma bastante imediata, a inseparabilidade entre clínica e política. É possível ver, de formas bastante evidentes, efeitos clínicos que a cidade, em suas intensidades, produz nas pessoas que acompanhamos, assim como efeitos políticos que a presença e o contato com pessoas antes impedidas de circular pela cidade produzem no microtecido social. Efeitos de acolhimento e tolerância implicada com as diferenças. E, se afirmo a inseparabilidade entre clínica e política no dispositivo do AT, por que não afirmar essa mesma inseparabilidade quando afirmo o AT como o modo da própria clínica? Haja vista que, mesmo que um contato tão intenso e tão imediato não esteja se dando em outros dispositivos, sempre uma questão social transpassará as portas e as paredes, sempre uma análise institucional há de ser feita. E, mais ainda, se a clínica está implicada com a produção de subjetividade e não com a reprodução do mesmo, ela, em qualquer espaço que se encontre, revelará a sua face política. O social se torna questão de desejo, assim como o desejo se torna uma questão social. Deleuze e Guattari já haviam nos indicado isso ao tratarem o desejo e o social como uma relação de investimento direto, imediato:

> Dizemos que o campo social é imediatamente percorrido pelo desejo, que é o seu produto historicamente determinado, e que a libido não tem necessidade de mediação ou sublimação alguma, de operação psíquica alguma, e de transformação alguma, para investir as forças produtivas e as relações de produção. Há tão somente o desejo e o social, e nada mais.[246]

É, portanto, com a criação de mundos que a clínica está investida ao lidar com o desejo. Ao atuar, ela atua criando, reforçando ou combatendo certas perspectivas desejantes que são as linhas e traços de composição e organização política. Sendo assim, como o desejo pode querer a sua própria destruição através de certas organizações políticas? Pois, ao querer seu próprio fim, ele quer coletivamente, através de uma gregariedade do desejo. Nietzsche havia enfrentado esse problema de forma profunda ao entender o niilismo como uma forma de organização social pautada em uma vontade de nada. E Deleuze e Guattari convocam outros autores para juntos passarem por tal questão:

> Mesmo as mais repressivas e mortíferas formas da reprodução social são produzidas pelo desejo, na organização que dele deriva sob tal ou qual condição que deveremos analisar. Eis porque o problema fundamental da filosofia política é ainda aquele que Espinosa soube levantar (e que Reich redescobriu): "Por que os homens combatem por sua servidão como se se tratasse da sua salvação?" Como é possível que se chegue a gritar: mais impostos! Menos pão! Como diz Reich, o que surpreende não é que uns roubem e outros façam greve, mas que os famintos não roubem sempre e que os explorados não façam greve sempre: por que os homens suportam a exploração há séculos, a humilhação, a escravidão, chegando ao ponto de querer isso não só para os outros, mas para si próprios? Nunca Reich mostra-se maior pensador do que quando recusa invocar o desconhecimento ou

---

[246] DELEUZE; GUATTARI, 2010, p. 46.

> a ilusão das massas para explicar o fascismo, e exige
> uma explicação pelo desejo, em termos de desejo:
> não, as massas não foram enganadas, elas desejaram
> o fascismo num certo momento, em determinadas
> circunstâncias, e é isso que é necessário explicar, essa
> perversão do desejo gregário.[247]

Desta forma, não há neutralidade possível, nem em clínica, nem em política. Todo desejo já supõe uma implicação política e toda política já é uma política desejante. Propomos, todavia, um programa político-clínico vazio, no qual a hospitalidade, o acolhimento e a amizade sejam as figuras mais radicais da implicação do desejo com a diferança e a criação.

Misturado a todos esses conceitos, apresentei relatos de experiências clínicas com o objetivo não de exemplificar, mas fazer proliferar os conceitos que estavam sendo estudados. É nos relatos clínicos que se apoia a maioria dos escritos sobre AT. Porém, muitas vezes não vão além do simples relato, como se fosse muito difícil ou como se não existissem as ferramentas teóricas apropriadas para falar do que faz um at. Conjugar os relatos clínicos com teorias, muitas vezes vindas de outros campos, exigiu toda uma reflexão que certamente incidiu sobre a forma como os casos ou cenas foram vistos, lançando novas luzes sobre o que havia sido vivido. Recordar é viver, porém viver de forma diferente o passado, que, por isso mesmo, deixa de ser passado e torna-se presente no instante em que o recordamos. Artimanhas do tempo e da memória que permitem uma qualificação do vivido, o que salvaguarda das práticas de testemunho. Espero, nesse sentido, ter contribuído com algumas ferramentas teóricas para o campo do AT.

Fundamentalmente, o que o AT me possibilitou foi uma chance, bastante privilegiada, de sentir a clínica-acontecimento como um agenciamento múltiplo e, assim, produzir um outro discurso sobre a clínica. Na rua, como vimos, o saber de quem acompanha quase constantemente não chega a tempo diante das situações em que a diversidade do *socius* nos coloca. São múltiplas e polifônicas as interferências, de modo que o acompanhante nunca sabe direito de onde, como ou quando virá a intervenção. Ele, o at,

---

[247] DELEUZE; GUATTARI, 2010, p. 46-47.

também é pego como que pelas costas pelo acontecimento e sua arte passa a ser a de acompanhar esse acontecimento dando-lhe consistência para que novas formas de viver e de sentir ganhem espaço. Espaço esse que diz respeito não somente às pessoas que acompanhamos, mas também e, sobretudo, ao próprio *socius*, que pode conquistar mais tolerância e amizade ao que se diferencia dele, ao mesmo tempo que o obriga a diferenciar-se de si mesmo. "Sabe-se quando 'alguma coisa acontece', quando o agenciamento esquizoanalítico revela uma 'escolha de matéria'; torna-se impossível ficar neutro, pois essa escolha de matéria arrasta em seu curso todos aqueles que encontra no caminho"[248].

O at sabe apenas que o dispositivo está montado, dando-se em um agenciamento, à espreita dos acontecimentos, conectando-se e desconectando-se pela cidade, funcionando de forma e em locais incalculáveis. O que quero dizer com isso é que no AT temos uma situação clínica privilegiada para percebermos as instâncias autônomas e coletivas da clínica-acontecimento em ato. Na rua, encontramo-nos cara a cara com as ressonâncias políticas que esse dispositivo faz operar. Quantas foram as vezes que a rua me acolheu e acolheu a quem eu acompanhava em momentos de extrema delicadeza e dificuldade! Quantas foram as vezes que a rua deu encaminhamentos para impasses aos quais estávamos eu e um acompanhado embaraçados, perdidos em uma situação sem muitas perspectivas! Um encontro, uma fala, um conselho que, vindo inesperadamente de um transeunte qualquer, possibilitou recolocar-nos novamente em um trajeto que havia sido diluído por forças desconhecidas!

Quando se concebe a clínica como acontecimento, os saberes perdem seus estados endurecidos de verdades e começam a entrar em uma região móvel onde se desestabilizam, permitindo que algo possa ser criado, com uma nova linguagem, com novos conceitos e novas formas de experimentar o mundo. Nessa região, onde os saberes perdem o caráter dogmático de verdades seguras, passamos a lidar com uma velocidade na qual a vida usa o conhecimento como forma de se autoproduzir, criando, ao mesmo tempo, derivas para esses conhecimentos. A desestabilização deixa entrever,

---

[248] GUATTARI, 1981, p. 140.

pelos órgãos da intuição, a clínica como acontecimento. Os saberes tornam-se apenas ferramentas acessíveis que podem ser usadas conforme critérios de necessidade, de gosto, de estilo ou de charme, porém de forma alguma como algo previamente determinado. Todavia, isso não isenta os clínicos de todo um trabalho dedicado e, muitas vezes, árduo na aquisição de tais saberes. Horas infindáveis de estudo, supervisão e grupos de trabalho são necessárias para que tais ferramentas conceituais estejam realmente disponíveis na situação adequada e, principalmente, para que, na hora certa, na hora que o peso da mochila atrapalha o próprio movimento, possam, todavia, ser abandonadas. Certa vez Marco Aurélio Baggio, em conversa sobre a clínica com Baremblitt, enunciou este texto bastante elucidativo:

> Vejo claro: na Clínica, a cada circunstância, usa-se uma ferramenta apropriada (não necessariamente específica); trabalho com simbiose segundo Jose Bleger; esquizoidia, só Fairbain foi ao cerne; vivências precoces e fantasias, ninguém melhor que Melanie Klein; a Clínica passa primeiro pela pedreira de Ferenczi; muita coisa Freud explica, mas certas coisas só Winnicott descreveu. Desenvolvimento psíquico está em Spitz, em Mahler, em Bowldy. Uma visão evolutiva mais abrangente em Erik Erikson.
>
> Como passar sem Kernberg no trato de borderlines? Isto aqui está na *Bíblia*, aquilo no *Mahabarata*. Este drama é puro Shakespeare, aquela aventura é puro Cervantes, ou Camões. Ou Richard Burton. Muita coisa pertence as *Mil e Uma Noites*, certos ensinamentos estão há muito inscritos nos grandes códigos esotéricos. Algo provém das religiões, das filosofias, das mitologias. Se quero uma leitura do psiquismo como linguagem, por que não Lacan? Mas certos temas estão em Chomsky, em Umberto Eco.
>
> A Escolástica não morreu. A Fenomenologia vige. A Cibernética promete e a Teoria dos Sistemas faz sentido. Muita coisa está em Canetti, Borges, em Millor Fernandes.
>
> Quase tudo de importante foi percebido por Baruch Espinosa e Nietzsche. "Tudo" está em Rosa. Algumas

> coisas se esclarecem no jornal do dia; outras são captadas em conversas esparsas. Tudo é processado por nossa mente vivaz, inquieta, treinada.
>
> Certas estranhas vivências estão em Poe, Hoffmann, em Kafka. Muitos enredos você encontra em Raymond Chandler ou Rex Stout. Ou Aghatha Christie. E não dá para passar sem Castel, Deleuze, Foucault, Guattari.
>
> Para cada situação, um operador, uma ferramenta adequada, uma senda de abertura.[249]

O conhecimento não existe para domar ou moldar a vida — o que tanto incomodava o Nietzsche da *Segunda Considereção Intempestiva*[250] —, e sim como um artifício que a própria vida cria, submetendo-o às suas necessidades. Foi dentro dessa perspectiva que fiz um percurso pelos conceitos da filosofia, mas também pelas funções da ciência e pela *sensibilia* da arte. Busquei neles uma expressão que os levassem até as vizinhanças do AT e da clínica em sua operatória.

Quanto aos conceitos, funções, perceptos e afectos: servir-se deles somente na medida em que funcionem; experimentá-los para conhecer suas cores e sons; usá-los não para reconhecer, identificar, interpretar uma situação, e sim como pontes que nos permitam uma passagem de uma situação à outra, onde a nova situação já não se rebate mais sobre a primeira. Tudo isso são indicações para criarmos uma pop'clínica, uma clínica que se aproxime de uma crítica literária, ou seja, que encontre nos casos dramatizações estilísticas da vida. Dramatizações essas que se encontram sempre em vias de se desviar, de se derivar, em busca de outros estilos...

---

[249] BAREMBLITT; BAGGIO, 1997, p. 38-39.

[250] NIETZSCHE, 2003.

REFERÊNCIAS

AGUILAR, A. C. R. (**1997**) *Acompanhamento terapêutico: a filosofia como ponto de partida. In*: **EQUIPE DE AT DO HOSPITAL-DIA A CASA (org.).** (**1997**) *Crise e cidade: acompanhamento terapêutico.* São Paulo: Educ, p. 191-204.

ALLIEZ, É. (**org.**). (**2000**) *Gilles Deleuze: uma vida filosófica.* São Paulo: Ed. 34.

ANTUNES, A. (**2000**) *Doble.* Barcelona: Zona de Obras Tangará.

ARAÚJO, F. (**2025**) *Clínica do habitar: residência terapêutica ca*S*a.* Curitiba: Appris.

AURÉLIO, B. H. (**1988**) *Novo dicionário básico da língua portuguesa.* Rio de Janeiro: Nova Fronteira.

BAREMBLITT, G. (**1991**) *Comentários. In*: **EQUIPE DE AT DO HOSPITAL-DIA A CASA (org.).** (**1991**) *A rua como espaço clínico: acompanhamento terapêutico.* São Paulo: Escuta, p. 79-84.

_____ (**1997a**) *A clínica como ele é. Dez pontos para uma apresentação. In*: LANCETTI, A. (**1997**) *Saúde e Loucura* n. 5. São Paulo: Ed. Hucitec, p. 5-10.

_____ (**1997b**) *Amigos qualificados... ou acompanhantes terapêuticos? In*: **EQUIPE DE AT DO HOSPITAL-DIA A CASA (org.).** (**1997**) *Crise e cidade: acompanhamento terapêutico.* São Paulo: Educ, p. 177-182.

BAREMBLITT, G.; BAGGIO, M. A. (**1997**) *A clínica, como ela é. In*: **LANCETTI, A.** (**1987**) *Saúde e Loucura* n. 5. São Paulo: Ed. Hucitec, p. 31-41.

BASAGLIA, F. (**1979**) *Psiquiatria alternativa: contra o pessimismo da razão, o otimismo da prática.* São Paulo: Brasil Debates.

BASAGLIA, F.; COOPER, D. (**org.**). (**1977**) *Psiquiatria e antipsiquiatria em debate.* Cidade do Porto: Afrontamento.

BAUMAN, Z. (**2000**) *Em busca da política.* Rio de Janeiro: Zahar.

BERGER, E.; MORETTIN, A. V.; NETO, L. B. (**1991**) *História. In*: **EQUIPE DE AT DO HOSPITAL-DIA A CASA (org.).** (**1991**) *A rua como espaço clínico: acompanhamento terapêutico.* São Paulo: Escuta, p. 17-22.

BERGSON, H. (**1999**) *Matéria e memória: ensaio sobre a relação do corpo com o espírito.* São Paulo: Martins Fontes.

BARRETO, K. D. (**1997**) *Uma proposta de visão ética no acompanhamento terapêutico. In:* **EQUIPE DE AT DO HOSPITAL-DIA A CASA (org.).** (**1997**) *Crise e cidade: acompanhamento terapêutico.* São Paulo: Educ, p. 241-168.

_____ (**2000**) *Ética e técnica no acompanhamento terapêutico: andanças com Dom Quixote e Sancho Pança.* São Paulo: Unimarco.

BEY, H. (**2001**) *TAZ, Zona Autônoma Temporária.* São Paulo: Conrad.

BLANCHOT, M. (**1976**) *La risa de los dioses.* Madrid: Taurus.

CANGUILHEM, G. (**1978**) *O normal e o patológico.* Rio de Janeiro: Forense Universitária.

CARROLL, L. (**2002**) *Alice: edição comentada.* Rio de Janeiro: Zahar.

CERVANTES, M. (**2002**) *Dom Quixote de la Mancha.* São Paulo: Nova Cultural.

COIMBRA, C. (**1995**) *Guardiões da ordem: uma viagem pelas práticas psi no Brasil do "milagre".* Rio de Janeiro: Oficina do Autor.

CRITON, P. (**2000**) *A propósito de um curso do dia 20 de Março de 1984. O ritornelo e o galope. In:* **ALLIEZ, É. (org.).** (**2000**) *Gilles Deleuze: uma vida filosófica.* São Paulo: Ed. 34, p. 495-504.

DELEUZE, G. (**1950**) *Causas e razões das ilhas desertas. In:* **DELEUZE,** Gilles (**2006**) *A ilha deserta e outros textos.* São Paulo: Iluminuras, p. 17-22.

_____ (**1973**) *Pensamento nômade. In:* **DELEUZE,** Gilles (**2006**) *A ilha deserta e outros textos.* São Paulo: Iluminuras, p. 319-329.

_____ (**1988 a**) *Diferença e repetição.* São Paulo: Brasiliense.

_____ (**1988 b**) *Foucault.* São Paulo: Brasiliense.

_____ (**1990a**) *Controle e devir. In: Conversações.* São Paulo: Ed. 34, p. 209-218.

_____ (**1990b**) Post-scriptum *sobre a sociedade de controle. In: Conversações.* São Paulo: Ed. 34, p. 219-226.

_____ (**1992**) *Conversações.* São Paulo: Ed. 34.

_____ (**1997**) *Crítica e clínica.* São Paulo: Ed. 34.

_____ (**1998**) *Lógica do sentido*. São Paulo: Perspectiva.

_____ (**1999**) *Bergsonismo*. São Paulo: Ed. 34.

_____ (**2002**) *Espinosa: filosofia prática*. São Paulo: Escuta.

_____ (**2006**) *Ilha deserta e outros textos*. São Paulo Iluminuras.

_____ (**2017**) *Espinosa e o problema da expressão*.

_____ (**2018a**) *Cinema 1: a imagem-movimento*. São Paulo: Ed. 34.

_____ (**2018b**) *Cinema 2: a imagem-tempo*. São Paulo: Ed. 34.

_____ (**2018c**) *Nietzsche e a filosofia*. São Paulo: n-1 edições.

DELEUZE, G.; **PARNET**, C. (**1998**) *Diálogos*. São Paulo: Escuta.

DELEUZE, G.; **GUATTARI**, F. (**1977**) *Kafka. Por uma literatura menor*. Rio de Janeiro: Imago.

_____ (**1992**) *O que é a filosofia?* São Paulo: Ed. 34.

_____ (**1995a**) *Mil Platôs vol. I: capitalismo e esquizofrenia*. São Paulo: Ed. 34.

_____ (**1995b**) *Mil Platôs vol. II: capitalismo e esquizofrenia*. São Paulo: Ed. 34.

_____ (**1996**) *Mil Platôs vol. III: capitalismo e esquizofrenia*. São Paulo: Ed. 34.

_____ (**1997a**) *Mil Platôs vol. IV: capitalismo e esquizofrenia*. São Paulo: Ed. 34.

_____ (**1997b**) *Mil Platôs vol. V: capitalismo e esquizofrenia*. São Paulo: Ed. 34.

_____ (**2010**) *O anti-Édipo, capitalismo e esquizofrenia 1*. São Paulo: Ed. 34.

DERRIDA, J. (**1994**) *Um "pensamento amigo"*. Entrevista com Robert Magiore, *Libération*, 24 nov. 1994. Tradução para o espanhol de Rosário Ibánez e Maria José Pozo.

_____ (**1997a**) *Politics and friendship: a discussion with Jacques Derrida*. Centre for Modern French Thought, University of Sussex, 1 dez. 1997 (http://www.susx.ac.uk/Units/frenchthought/derrida.htm).

_____ (**1997b**) *Sobre la hospitalidad*. Entrevista em *Staccato*, programa televisivo de France Culturel produzido por Antoine Spire em 19/12/1997. Traduzido para o espanhol por Cristina de Peretti e Francisco Vidarte.

_____ (**1998**) *Políticas de la amistad*. Madrid: Trotta.

_____ (2004) *Papel-máquina*. São Paulo: Estação Liberdade.

DERRIDA, J.; DUFOURMANTELLE, A. (2003) *Da hospitalidade*. São Paulo: Escuta.

DERRIDA, J.; ROUDINESCO, E. (2004) *De que amanhã... diálogos*. Petrópolis: Jorge Zahar.

EQUIPE DE AT DO HOSPITAL-DIA A CASA (org.). (1991). *A rua como espaço clínico: acompanhamento terapêutico*. São Paulo: Escuta.

_____ (1997) *Crise e cidade: acompanhamento terapêutico*. São Paulo: EDUC.

ESPINOSA, B. (2008) *Ética demonstrada à maneira dos geômetras*. Belo Horizonte: Autêntica.

FERENCZI, S. (1928) A adaptação da família à criança. In: FERENCZI, S. (1992) *Obras completas: psicanálise IV*. São Paulo: Martins Fontes.

_____ (1929) A criança mal acolhida e sua pulsão de morte. In: FERENCZI, S. (s/d) *Escritos psicanalíticos – 1909-1933*. Rio de Janeiro: Livraria Taurus, p. 313-317.

_____ (1992) *Obras completas: psicanálise IV*. São Paulo: Martins Fontes.

_____ (s/d) *Escritos psicanalíticos – 1909-1933*. Rio de Janeiro: Livraria Taurus.

FONSECA, T. M. G.; ENGELMAN, S. B. (org.). (2004) *Corpo, arte e clínica*, Porto Alegre: Editora UFRGS.

FONSECA, T. M. G.; KIRST, P. G. (org.). (2003) *Cartografias e devires. A construção do presente*. Porto Alegre: Editora UFRGS.

FOUCAULT, M. (1971) Nietzsche, a genealogia e a história. In: FOUCAULT, M. (1979) *Microfísica do poder*. Rio de Janeiro: Graal.

_____ (1972) *História da loucura*. São Paulo: Perspectiva.

_____ (1976) Sobre a geografia. In: FOUCAULT, M. (1979) *Microfísica do poder*. Rio de Janeiro: Graal, p. 153-165.

_____ (1979) *Microfísica do poder*. Rio de Janeiro: Graal.

_____ (1981) Da amizade como forma de vida. In: FOUCAULT, M. (2010) *Ditos e escritos vol. VI: Repensar a política*. Rio de Janeiro: Forense Universitária, p. 348-353.

_____ (**1984a**) *O retorno da moral*. In: **FOUCAULT**, M. (**2004**) *Ditos e escritos vol. V: ética, sexualidade, política*. Rio de Janeiro: Forense Universitária, p. 252-263.

_____ (**1984b**) *Outros espaços*. In: **FOUCAULT**, M. (**2001**) *Ditos e escritos vol. III: estética: literatura e pintura, música e cinema*. Rio de Janeiro: Forense Universitária, p. 411-422.

_____ (**1986**) *A arqueologia do saber*. Rio de Janeiro: Forense Universitária.

_____ (**1987**) *Vigiar e punir*. Petrópolis: Vozes.

_____ (**1987b**) *As palavras e as coisas: uma arqueologia das ciências Humanas*. São Paulo: Martins Fontes.

_____ (**1988**) *História da sexualidade I: a vontade de saber*. Rio de Janeiro: Graal.

_____ (**1991**) *Doença mental e psicologia*. Rio de Janeiro: Tempo Brasileiro.

_____ (**2010**) *Ditos e escritos vol. VI: Repensar a política*. Rio de Janeiro: Forense Universitária.

FOUCAULT, M.; **DELEUZE**, G. (**1972**) *Os intelectuais e o poder*. In: **FOUCAULT**, M. (**1979**) *Microfísica do poder*. Rio de Janeiro: Graal, p. 69-78.

FULGÊNIO, L. P. (**1991**) *Interpretando a história. Acompanhamento terapêutico de pacientes psicóticos no hospital-dia a casa*. In: **EQUIPE DE AT DO HOSPITAL-DIA A CASA (org.)**. (**1991**) *A rua como espaço clínico: acompanhamento terapêutico*. São Paulo: Escuta, p. 231-236.

GIL, J. (**1987**) *Fernando Pessoa ou a metafísica das sensações*. Lisboa: Relógio d'Água.

_____ (**2000a**) *Diferença e negação da poesia de Fernando Pessoa*. Rio de Janeiro: Relume Dumará.

_____ (**2000b**) *Uma reviravolta no pensamento de Deleuze*. In: **ALLIEZ**, É. (org.). (**2000**) *Gilles Deleuze: uma vida filosófica*. São Paulo: Ed. 34, p. 65-84.

GLEICK, J. (**1989**) *Caos: a criação de uma nova ciência*. Rio de Janeiro: Campus.

GOLDBERG, J. (**1994**) *Clínica da psicose*. Rio de Janeiro: Te Cora.

GRUPO TRAMA (1997) *Reflexões sobre o lugar da saída no acompanhamento terapêutico. In:* **EQUIPE DE AT DO HOSPITAL-DIA A CASA (org.). (1997)** *Crise e cidade: acompanhamento terapêutico.* São Paulo: Educ, p. 121-126.

GUATTARI, F. (1981) *Pistas para uma esquizoanálise – os oito princípios. In:* **GUATTARI, F. (1981)** *Revolução molecular: pulsações políticas do desejo.* São Paulo: Brasiliense, p. 138-141.

_____ **(1981)** *Revolução molecular: pulsações políticas do desejo.* São Paulo: Brasiliense.

_____ **(1988)** *O inconsciente maquínico: ensaios de esquizo-análise.* São Paulo: Papirus.

_____ **(1990)** *As Três Ecologias.* São Paulo: Papirus.

_____ **(1992)** *Caosmose: um novo paradigma estético.* São Paulo: Ed. 34.

_____ **(2000)** *Cartografias esquizoanalíticas.* Buenos Aires: Manantial.

GUATTARI, F.; ROLNIK, S. (1996) *Micropolítica: cartografias do desejo.* Petrópolis: Vozes.

HARDT, M. (1996) *Gilles Deleuze: um aprendizado em filosofia.* São Paulo: Ed. 34.

_____ **(1996b)** *A sociedade mundial de controle. In:* **ALLIEZ, É. (org.). (2000)** *Gilles Deleuze: uma vida filosófica.* São Paulo: Ed. 34, p. 357-372.

HEIDEGGER, M. (1958) *A questão da técnica.* Cópia sem publicação traduzida pela Prof.ª Elsa Boadas da edição francesa *Essais et conférences.* Paris: Gallimard.

_____ **(1995)** *Língua de tradição e língua técnica.* Lisboa: Passagens.

HUME, D. (2001) *Tratado da natureza humana: uma tentativa de introduzir o método experimental de raciocínio nos assuntos morais.* São Paulo: Editora Unesp: Imprensa Oficina do Estado.

JOHNSON, S. (2003) *Emergência: a dinâmica de rede em formigas, cérebros, cidades e softwares.* Rio de Janeiro: Jorge Zahar.

KASTRUP, V. (1995) Autopoiese e subjetividade – Sobre o uso da noção de autopoiese por G. Deleuze e F. Guattari. *In: Revista do Departamento de Psicologia – UFF,* v. 1, n. 1. Niterói: Departamento de Psicologia da UFF.

KUHN, T. (**1987**) *A estrutura das revoluções científicas.* São Paulo: Perspectiva.

LANCETTI, A. (**1997**) *Saúde e Loucura vol. 5.* São Paulo: Ed. Hucitec.

LEIBNIZ, W. (**1979 a**) *Monadologia. In: Pensadores.* São Paulo: Abril Cultural, p. 103-115.

_____ (**1979b**) *Pensadores: Newton/Leibniz.* São Paulo: Abril Cultural.

_____ (**1984a**) *Novos ensaios sobre o entendimento humano. In: Pensadores.* São Paulo: Abril Cultural, p. 7-433.

_____ (**1984b**) *Pensadores: Leibniz II.* São Paulo: Abril Cultural.

LISPECTOR, C. (**1977**) *A hora da estrela.* Rio de Janeiro: Record.

LOURAU, R. (**1969**) *O instituinte contra o instituído. In:* LOURAU, R. (**2004**) *René Lourau: analista institucional em tempo integral.* São Paulo: Hucitec.

_____ (**2004**) *René Lourau: analista institucional em tempo integral.* São Paulo: Hucitec.

MATURANA, H. R.; VARELA, F. J. (**2001**) *A árvore do conhecimento: as bases biológicas da compreensão humana.* São Paulo: Palas Athena.

MAUER, S. K.; RESNIZKY, S. (**1985**) *Acompanhantes terapêuticos e pacientes psicóticos.* São Paulo: Papirus.

MONOD, J. (**1979**) *O acaso e a necessidade.* Petrópolis: Vozes.

NEGRI, A. (**2002**) *O poder constituinte: ensaio sobre as alternativas da modernidade.* Rio de Janeiro: DPeA.

_____ (**2003**) *Cinco lições sobre* Império. Rio de Janeiro: DP&A.

NEGRI, A.; HARDT, M. (2001) *Império.* Rio de Janeiro: Record.

NETO, L. B. (**1997**) *Contribuições para uma topografia do acompanhamento terapêutico. In:* EQUIPE DE AT DO HOSPITAL-DIA A CASA (org.). (**1997**) *Crise e cidade: acompanhamento terapêutico.* São Paulo: Educ, p. 101-108.

NIETZSCHE, F. (**1970a**) *Consideraciones intempestivas 4: Richard Wagner en Bayreuth. In:* NIETZSCHE, F. (**1970b**) *Obras completas.* Buenos Aires: Prestigio.

_____ (**1970b**) *Obras completas*. Buenos Aires: Prestigio.

_____ (**1988**) *Consideraciones intempestivas 1: David Strauss, el confesor y el escritor*. Madrid: Alianza Editorial.

_____ (**1998**) *Genealogia da moral: uma polêmica*. São Paulo: Companhia das Letras.

_____ (**2000**) *Opiniones y sentencias*. Buenos Aires: Bureau Editor.

_____ (**2002a**) *III consideração intempestiva: Schopenhauer educador. In*: NIETZSCHE, F. (**2002b**) *Escritos sobre educação*. Rio de Janeiro: Ed. PUC-Rio; São Paulo: Loyola, p. 138-222.

_____ (**2002b**) *Escritos sobre educação*. Rio de Janeiro: Ed. PUC-Rio; São Paulo: Loyola.

_____ (**2002b**) *Fragmentos finais*. Brasília: Editora Universidade de Brasília; São Paulo: Imprensa Oficial do Estado.

_____ (**2003**) *Segunda consideração intempestiva: da utilidade e da desvantagem da história para vida*. Rio de Janeiro: Relume Dumará.

_____ (**2003b**) *Assim falou Zaratustra*. São Paulo: Martin Claret.

_____ (**2004**) *Aurora: reflexões sobre os preconceitos morais*. São Paulo: Companhia das Letras.

_____ (**2005**) *Sabedoria para depois de amanhã*. São Paulo: Martins Fontes.

_____ (**2008**) *Vontade de potência*. Rio de Janeiro: Contraponto.

OLIVEIRA, R. (**1995**) *Acompanhamento terapêutico: emergência e trajetória histórica de uma prática em saúde mental no Rio de Janeiro*. Dissertação de mestrado defendida em março de 1995 no Departamento de Psicologia da PUC Rio.

ONFRAY, M. (**1995**) *A escultura de si: a moral estética*. Rio de Janeiro: Rocco.

ORTEGA, F. (**1999**) *Amizade e estética da existência em Foucault*. Rio de Janeiro: Graal.

_____ (**2000**) *Para uma política da amizade: Arendt, Derrida, Foucault*. Rio de Janeiro: Relume Dumará.

_____ (**2002**) *Genealogias da amizade*. São Paulo: Iluminuras.

PALOMBINI A. (org.). (2004) *Acompanhamento terapêutico na rede pública: a clínica em movimento*. Porto Alegre: Editora da UFRGS.

PASSOS, E. (1994) *O ver e o observar: a experiência fenomênica e o experimento científico*. In: Revista do Departamento de Psicologia da UFF, Rio de Janeiro, v. 6, n. 1/2.

_____ (1995) *Pensando a subjetividade com conceitos híbridos: a psicologia em interface com a filosofia e a biologia*. In: Revista do Departamento de Psicologia – UFF, v. 7, n. 2/3.

PASSOS, E.; BENEVIDES, R. (2001) *Clínica e biopolítica na experiência do contemporâneo*. In: Psicologia Clínica, Pós-Graduação e Pesquisa (PUC Rio), PUC Rio, v. 13, n. 1.

_____ (2003) *Complexidade, transdisciplinariedade e produção de subjetividade*. In: FONSECA, T. M. G.; KIRST, P. G. (org.). (2003) *Cartografias e devires. A construção do presente*. Porto Alegre: Editora UFRGS, p. 81-90.

_____ (2004) *O que pode a clínica? A posição de um problema e de um paradoxo*. In: FONSECA, T. M. G.; ENGELMAN, S. B. (org.). (2004) *Corpo, arte e clínica*. Porto Alegre: Editora UFRGS, p. 275-286.

PELBART, P. P. (1993) *A nau do tempo-rei: sete ensaios sobre o tempo da loucura*. Rio de Janeiro: Imago.

_ __ (2003) *Vida capital: ensaios de biopolítica*. São Paulo: Iluminuras.

PRIGOGINE, I.; STENGERS, I. (1997) *A nova aliança: metamorfose da ciência*. Brasília: Universidade de Brasília.

RAJCHMAN, J. (1987) *Foucault: a liberdade da filosofia*. Rio de Janeiro: Jorge Zahar.

REIS, E. S. (2003) *Auto-erotismo: um vazio ativo na clínica contemporânea*. In: Agora: Estudos em Teoria Psicanalítica, v. I, n. 2, jul./dez., Rio, Programa de Pós-Graduação em Teoria Psicanalítica do Instituto de Psicologia UFRJ, ed. Contra Capa, p. 187-203.

ROLNIK, S. (1997) *Clínica nômade. In:* EQUIPE DE AT DO HOSPITAL--DIA A CASA (org.). (1997) *Crise e cidade: acompanhamento terapêutico*. São Paulo: Educ, p. 83-97.

ROSA, G. (1988) *Primeiras estórias*. Rio de Janeiro: Nova Fronteira.

ROSSET, C. (**1989**) *A anti-natureza: elementos para uma filosofia trágica.* Rio de Janeiro: Relume Dumará.

_____ (**2000**) *Alegria: a força maior.* Rio de Janeiro: Relume Dumará.

SARTRE, J. P. (**1997**) *O ser e o nada – ensaio de ontologia fenomenológica.* Petrópolis: Vozes.

SCHÉRER, R. (**2000**) *HOMO TANTUM. O impessoal: uma política. In:* ALLIEZ, É. (**org.**). (**2000**) *Gilles Deleuze: uma vida filosófica.* São Paulo: Ed. 34, p. 21-38.

SERENO, D.; AGUIAR, C. C. T.; MENDONÇA, L. (**1991**) *O acompanhamento terapêutico e a clínica. In:* EQUIPE DE AT DO HOSPITAL-DIA A CASA (**org.**). (**1991**). *A rua como espaço clínico: acompanhamento terapêutico.* São Paulo: Escuta, p. 67-77.

SERENO, D. (**1996**) *Acompanhamento terapêutico de pacientes psicóticos: uma clínica na cidade.* Dissertação de mestrado apresentada ao Instituto de Psicologia, Universidade de São Paulo.

SERRES, M. (**1993**) *Filosofia mestiça.* Rio de Janeiro: Nova Fronteira.

TEIXEIRA, R. R. (**s/d**) *As redes de trabalho afetivo e a contribuição da saúde para a emergência de uma outra concepção de público. In:* www.corposem. org/rizoma.

VESCHI, J. L. (**1993**) *Psique: um caos sensível.* Rio de Janeiro: Sete Letras.

WHITEHEAD, A. N. (**1994**) *O conceito de natureza.* São Paulo: Martins Fontes.

ZOURABICHVILI, F. (**2000**) *Deleuze e o possível (sobre o involuntarismo na política). In:* ALLIEZ, É. (**org.**). (**2000**) *Gilles Deleuze: uma vida filosófica.* São Paulo: Ed. 34, p. 333-356.

_____ (**2004**) *O vocabulário de Deleuze.* Rio de Janeiro: Relume Dumará.